35歳からのメンタルヘルス

事例でわかる働く人と家族のストレス対策

精神科医
夏目誠

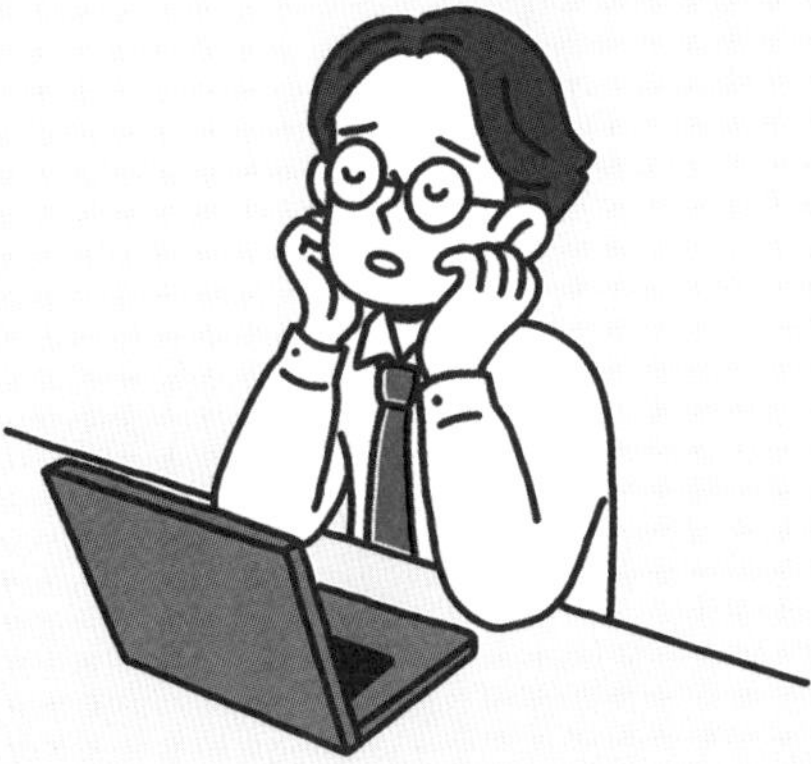

教育評論社

はじめに

書店やネットで数多い本の中から、本書を手に取り、読んでいただき、本当にうれしいです。ご縁を感じます。ありがとうございます。

「メンタルヘルス（精神面の健康）」は大事と分かっていても、なかなかピンと来ないようです。だから一歩、前に踏み出せない人が多くなります。「内科」などとは検査や診察方法が違うからでしょうか？

主に精神科の診察は、医師と患者さん、あるいは家族や職場関係者との「対話」が中心になります。例を挙げてみましょう。

相談に来た46歳の大企業企画部長、植田洋治（仮名）さん。長男で中学1年の建太君が、私立中学入試で志望校に合格できず、公立中学に通っています。不本意入学だから仲間もできず、しだいに登校を渋るようになったそうです。母の静代さんが「学校に行ったらどう？」と声をかけたのが、きっかけになってしまいました。3回目から母にくってかかり、やがて暴力が出てきたのです。

本書は、以下に示すような対話をリアルに記載し、このほか身近な事例を中心に構成しています。本編に紹介する「事例」とは、私が対応した多くのケースに共通する、いくつかのポイントを編集したものです。

静代さん：あなた、建太のことを何とかしてあげないと……本人が一番つらいのよ。あなたはいつも11時過ぎに帰宅。仕事に逃げているのでしょう！

洋治さん：そんなことはない。大事な仕事があるんだ、

静代さん：（怒り）子どもと向き合わないのね。仕事と建太のどちらが大事なの？　もう我慢できない、何とか言ってよ！

洋治さん：逃げているわけじゃない。でも、向き合っていないかも……。

静代さん：引きこもりから暴力に発展してるのよ。もうどうにもならないところまで来ているのよ……。

洋治さん：……。

静代さん：（泣き叫びながら）建太のことを真剣に考えてよ。医師も今が家族対応のチャ

ンスと言っている。

洋治さん：……わかった。

静代さん：私の話も聞いてね！

掲載しているのは、精神科産業医の立場から執筆し、読売新聞の医療・健康・介護サイト「ヨミドクター」のコラムに5年間、月に2回掲載されたものから、本書に合致した項目を抜粋し、解説を加え構成しています。

内容は「ヨミドクター」人気コラムであり、転載されたYAHOOニュース「健康欄」のトップを飾った記事が多いです。

本書では、第1章が〝働きざかり世代〟として主に35歳から40歳代に多く生じる事例、第2章は働く人と家族のメンタル面の分析、第3章は中年期、主に50歳代から定年前に生じる事例、第4章は定年後に生じる事例でまとめています。

ぜひ、働いている多くの人や家族に読んでいただき、気づきや対処のヒントにしていただければ嬉しいです。

35歳からのメンタルヘルス

CONTENTS

第3章

中年期の働く人と家族のメンタルヘルス 171

第4章

定年後の私と家族のメンタルヘルス

装画＆本文イラスト　福士陽香
ブックデザイン　鳴田小夜子

第1章

働きざかり世代の働く人と家族のメンタルヘルス

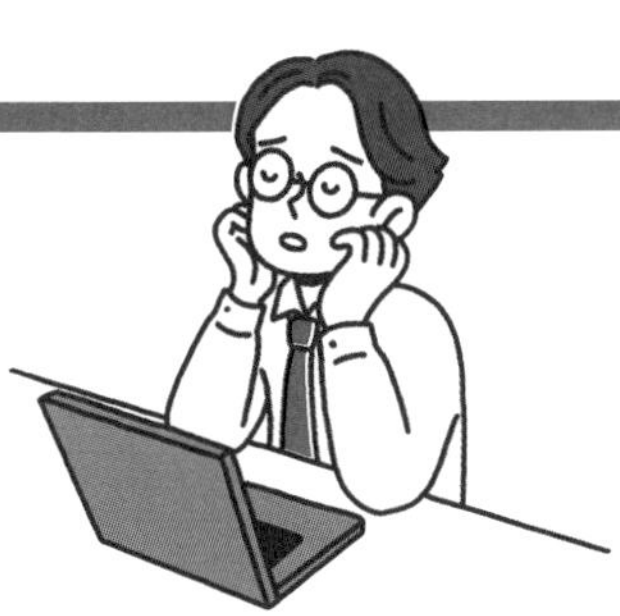

1 管理職ストレス

管理職は大変だ

40歳前後からは、初めて役職に昇進する適齢期でしょう。会社の規模にもよりますが、係長、課長に、40歳代後半では部長まで昇進する方もいるかもしれません。昇進すれば役職でないころと比べ仕事内容がガラリと変わります。

課をまとめ、仕事の割り振り、指導や相談にのる、管理職会議に出席、課の業績アップ、対外折衝など、多くのことをしなければなりません。与えられた業務をこなすことから、与える側に大きく変わるのです。

役割の大きな変化についていけずにダウンする人が出てきます。一般的には「昇進うつ病」や「マネージャー病」、「サンドイッチ症候群」などと言われます。

早速、具体的に事例を見ながらメンタルヘルスについて考えていきましょう。

1 これを言ったらイエローカード……パワハラにならず部下を指導するコツ

日ごろのコミュニケーションこそ

管理職の役割の一つに部下の指導・育成があります。最近、課長さんから「部下の指導や注意することが難しくなった」とのボヤキをよく聞くようになりました。なぜなら部下、特に若者にキツメに言えば、「パワハラですよ、課長」と言われたりするので、控えめになりがちです。

この場合、注意をする事より、彼らとコミュニケーションする姿勢が大事です。言いたいことを言う前に、まず部下の思いを受け止めましょう。例えば「注意されたくないなぁ」、「大いしたことではないんだ」など。あるいはまったく気づいていないかもしれません。

きつく言えばパワハラと受け止める部下もいますから、穏やかな口調で話しましょう。また相性が悪い部下であれば、話す内容のシナリオを作成すると、感情的になるのを防げますよ。

今回の事例について

管理職研修で「部下を指導したが、内容が伝わっていない気がします」、「パワハラと感じないのか、あるいはそうならないように、どう注意をすれば良いのか？」、「気をつけなければならない点は」などの質問や問い合わせがあります。上司によっては注意を控える人も出てくる。以下が、事例をもとにした対処法です。

事例説明 ストレスチェックで「高ストレス」と判定された

精神科産業医の仕事の一つは、社内で行われるストレスチェック検査で「高ストレス状態」と判定されて、面談を希望する社員に対応することです。その中で増えているのが、このような相談です。

通称「パワハラ防止法」と言われる「改正労働施策総合推進法」が2020年6月に施行され、2022年4月には中小企業も対象になりました。パワハラは「優越的な関係を背景とした言動で、業務上必要かつ相当な範囲を超え、就業環境が害されること」と定義されています。さて、どのように指導するとパワハラになり、ならないようにするには何を心がければいいのか考えてみます。

事例　営業不振、課長は部下を注意したが手応えなし

営業課長の田中太郎さん（仮名）は、成績が今ひとつ上がらない28歳の部下、鈴木次郎さん（仮名）のことが気になっていました。どういう状況なのか聞いてみて、今後の対応について話し合おうと考えて呼び出しました。こんな感じのやり取りだったそうです。

田中課長： 鈴木君、営業成績が落ち込んでいるね。もう少し頑張りを期待しているよ。

鈴木さん： すいません。交渉が思いのほか、うまくいかないので。

田中課長：なぜ？
鈴木さん：契約まで進むのが難しくて。
――この間、課長は鈴木さんの顔などを見ずに話しています。
田中課長：「難しい」じゃ話にならないぞ。
鈴木さん：努力しています。
田中課長：みんなそれぞれに努力しているよ。
――だんだん言い方が厳しくなっていきます。
鈴木さんが、うつむいたままで話が進まないことにもイライラしてきました。
鈴木さん：何回も通い続けています。
田中課長：契約にこぎつける戦略は、あるんだよな？
鈴木さん：別の角度からと思っていますが。
田中課長：思うだけではダメなんだ。
鈴木さん：……。
田中課長：二人で話し合おうと思って呼んだんだ。
鈴木さん：……。
田中課長：話し合おうじゃないか。

鈴木さん：　はい……。
田中課長：　それだけか？

事例解説1　成績不振は本人がよくわかっている

このやり取りはどうでしょうか。成績が悪いことは鈴木さんだってよくわかっています。呼び出されて上司に強く出られたら、それだけで口を開きにくくなってしまいます。田中課長は鈴木さんの様子にイライラしてきたので、なおさら話は進みません。望ましいコミュニケーションではありませんが、これは、パワハラかと言うと、そうとは言えません。優越的な立場を背景とした物の言い方ではありますが、業務の範囲内の話です。

それでも、一方的にしゃべり、厳しい言い方を繰り返せば、イエローカードです。さらにやり取りの中で、「精神がたるんでいる」「根性なし！」「給料ドロボー」「辞めてしまえ」など精神的な攻撃や人格攻撃の言葉が出たらレッドカードと言えるでしょう。

私が産業医としてかかわる企業の担当部局では、パワハラが疑われる事案が発生すると、関係する両者やその場に居合わせた人から聞き取りをし、産業医や産業看護師（企業にいる看護師）、人事担当者、弁護士などを交えた委員会を開き、重要事案では人事担当の役員も加わって、パワハラかどうかを検討し、合議で決定し、対処を考えています。以下に、その内容を具体的に示します。

事例解説2 一方通行の指導や注意は効果なし

田中課長のよくないところは二つあります。第1点は、部下の表情やしぐさなどの行動観察をせずに、自分の思いを話している点です。コミュニケーションは「言語による認知」と、表情や身ぶり手ぶりなどの「非言語的認知」から成り立っています。課長は非言語的認知も含めた部下の観察ができていません。

次に指摘できるのは、会話に必要な双方向性がない点です。一方通行になっているのです。「質問しても黙っているから」と田中課長は言いますが、部下が話をしやすい空気を作るのは、上司の役割です。部下がうつむいたままの状態にしてはいけないのです。

事例解説3　指導や注意は、部下の話を聞くことから

パワハラの事案にかかわっていると、部下の心理に配慮せず、一方通行で話す上司が多いと思います。なぜ、部下の話を聞けないのでしょうか？「聞くこと」は「話すこと」の数倍も難しいと私は思います。話すだけなら自分のペースで進められますが、聞く場合は相手のペースやリズムに合わせなければいけません。次に、相手が話した後に、「そうか」「そう、それで」「なるほどね」といった、相づちを打つことも必要なのです。相手の話を引き出すようにうまく相づちを打てるようになるには、慣れが必要なのです。

田中課長は指導が部下に伝わっていないことがストレスになって、私のところに相談に来ました。私は、効果的な指導をしたければ、まず、部下の話を「聞く力」を身につけて下さい、とお話ししました。

事例解説4　柔らかい空気、相づち、具体的な指導

田中課長は「聞く力？」とけげんな表情を浮かべました。そこで課長と対話の方法につ

いて話し合いました。その後にどのように鈴木さんを指導したのか聞いたので、私のコメントを（　）で加えて再現してみます。

田中課長：鈴木さん、最近、営業成績が落ち込んでいますね。気にしていたのですが……。**（部下も気にしているはずなので、柔らかい雰囲気で話しましょう）**
鈴木さん：すいません。担当者との交渉が思いのほかうまくいかなくて。
田中課長：そうか。**（まず、相づち）**
鈴木さん：何回も通って面会しているんですが……。
田中課長：（話を深めるため、部下の言葉をなぞる）足は運んでいるんだね。
鈴木さん：通うだけではダメなんですかね？
田中課長：そう、そこなんだね。**（具体的な疑問が出てきたので、対処法のヒントを伝えます。これが具体的な指導です）**。今は熱意だけじゃ難しいだろう。僕の経験だと、うちの製品のメリットをどう提示するか、それと相手のニーズを把握する、この二つが大事だと思いますね。
鈴木さん：メリットは説明しているんですが、相手のニーズの把握ですか？
田中課長：そう、そう。

鈴木さん： 価格のことが話題になるので、値段を下げるくらいしか思い浮かばないのですが。

田中課長： 価格も大事だが、うちの製品を購入すれば、どのようなメリットを相手に提供できるか、それをきちんと伝えることだね。

鈴木さん： メリット探しですね。

田中課長： そう、そう。先方のニーズをしっかり把握して、それに応える形でうちのメリットを伝えていく。それに交渉相手の性格だとか価値観、ライフスタイルなども知っておくと、直接関係ないようでいて、対面営業の場合は会話を通して信頼感を持ってもらうヒントになることもありますよ。そんなことも探りながら、交渉に向かってください。

鈴木さん： わかりました。

田中課長： ほかの会社が相手の場合も、交渉に向かう基本的な考え方は変わらないと思いますよ。

部下の反応を観察しながら、話を聞き、指導は具体的に行うようにしたと言います。鈴木さんは営業方法を改めるヒントがつかめたようです。部下の話を傾聴して、部下が話し出すのを待ちましょう。

事例解説5 指導や注意をする時も、対話は双方向的なものに

パワハラ防止法施行後、私は機会があるたびに、上司に部下への注意や指導のやり方を細かく聞いてきました。気づいたのは、上司はただ、自分の希望を伝えさえすれば、部下に伝わっていると錯覚していることです。つまり「優越的な関係を背景にした言動」で伝わるという間違いです。コミュニケーションの基本は双方向的なものです。それは上司と部下であればこそ、上司の側が注意しなければいけません。パワハラの定義を胸に刻んでおいてほしいと思います。

マコトの一言

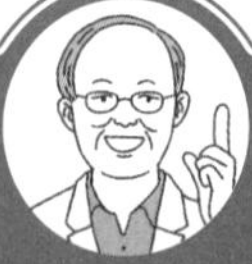

パワハラと誤解されないために、注意すること、気をつけることは？

部下の表情や視線などを見ながら、対話する気持ちで話し合うこと。一方的にならないようにね。

2 課長の「会社優先」は、若手社員に通用するか？

世代間ギャップを知る

若者と中高年社員とのギャップ、特にコミュニケーションと価値観の違いが話題になっています。家族や、趣味・ライフワークなどの価値を優先する若者に対して、会社・仕事優先のおじさんたちのギャップです。前の世代のおじさんたちは会社・仕事優先が多かった。モーレツに働く人もいました。源流は戦後の焼け野原、貧しい時代からスタート、会社が発展すれば収入が増え、豊かになれる事実があったからです。

例えば一生懸命働き、課長になれば収入増加。念願のマイホーム購入がかないます。車やカラーテレビ、エアコン、電子レンジなど豊かさがわかりやすい時代背景もあったからでしょう。

報われない父を見ながら

一方、日本が成熟化した時代に育った若者は、趣味・ライフワークや家族を大事にします。指摘したいのは父の姿を目の前で見ているから。帰宅は夜遅く、休日もゴルフ接待に出かけ、家族を顧みることが少ない姿。それが目に焼き付いている。

モーレツに働いた父が、リストラ対象になり退職せざるを得ない現実も見てきました。「会社は冷たいよ。利用だけして、用がなければクビにする」と感じたのです。だから会社より家族との生活が大事になります。あるいは没頭できるものにはまりたいのです。

若者と中高年者のギャップは大きいと考えています。

今回の事例について

若手社員は職場になじんでいく過程で、会社の常識を知り、慣れていくと言われています。それは明文化されていないルールや社風、社内文化などでしょう。イベントや飲み会、サークル活動などで自然と若手に伝わっていました。一方、最近では若手社員の中には、そのようなものを受け入れたくないという人が増加しています。

新型コロナ対策に伴うテレワークの中で、こうした社内文化も変わっているのかもしれませんが、メンタル担当産業医が実感するのは、やはりこれまで同様の相談が続いていることです。管理職などからは「上司や先輩が残業していても、若手は平気で帰る」などの訴え、若手からは「課長はそれぞれの家庭の事情を無視している」などです。社内常識に表れるギャップを説明するために営業課長、若手社員の意見交換を軸に紹介します。

以下、事例では、精神科産業医を産業医と略して記載します。

事例

明文化されていないが、拘束力がある

産業医：面談でしばしば「常識」という言葉を聞きます。私生活よりも当然のように仕事を優先する感覚とか、営業の方法での常識などです。就業規則のように明文化されていませんが、この〝常識〟が職場でのストレスの要因になっています。

若手男性：入社3年目の営業部員です。暗黙のルールはありますね。でも、新型コロナで、先輩や管理職との飲み会やイベントがなくなって、会社の〝常識〟がわかりづらくなった感じがしています。

営業課長：それもあって、最近は、若手社員との距離ができた感じがします。

なぜ、会社優先なのか？

若手男性：先輩が「仕事だからしょうがない」と自分の予定の変更を当然のことのように口にすることがあるんです。「えっ、今どき、そんな言い方をするか」と思うことがあります。

営業課長：我々が若いころは、当然のこととしてたたき込まれましたよ。今は若手から、「なぜ、そうなのですか」と質問されて、説明するのが難しかったという話を周りからも聞きますね。

若手女性：女性社員には、着るものにも暗黙の了解があるので、外れないように気を使っていますよ。

会社は「共同体」から「機能体」へ

産業医　：社内の常識が薄れてきたのは、会社側の意識が変わった点にも原因がありますね。

営業課長：入社したころは、会社は運命共同体だと言う人もいましたね。経済の成長とともに会社も成長し、自分や家族が豊かになっていくという実感を持てた時代もあったと聞きます。

産業医：バブル崩壊後に、会社は共同体から、利益を追求する機能体という面が強くなりました。そうなると、社員は仲間といっても実感が伴わなくなりますね。

営業課長：希望退職者を募って組織のスリム化をはかっている現況を見ると、共同体ではなくなっていくと感じています。最近は特にテレワークが浸透し、この傾向が加速していますね。先生、頭ではわかっていても、染み込んだ感覚は変わらないものですね。

育児分担は当たり前

産業医：面談でよく話題になるのは、残業への対応の違いです。40、50歳代社員や管理職は夜遅くまで平然と仕事をする。一方、若手社員は共働きが多く、「子どもの入浴時間」も仕事と同様に大切な役割です。その意識にギャップが出ていますね。

若手男性：わかります。若手社員は夫婦で働く人が多いですから。仕事もあるが、家事や育児分担だって同じように重要ですね。

若手女性：結婚するなら家事や育児分担を当たり前と考える男性にしたいですよ。
営業課長：会社優先はどうなるのだろうか？
産業医　：専業主婦が減り、共働き家庭が増えているからね。子どもを保育所に預け、迎えに行く時間は決まっているから。
営業課長：夫婦で働いていれば、会社優先になるとは限らないか。僕の妻は専業主婦だから、考えたことがなかったよ。

専業主婦を前提にした会社優先の生き方

若手男性：我々の世代は、父親が会社優先で働いてきました。しかし、結果的に報われないおやじの姿を目にしてきました。だから会社を冷めた目で見ています。また、仲間も家庭や趣味などを大事にしたい人が多いですからね。テレワーク経験でも意識は変わってきますよ。
営業課長：これまでの社内常識が崩れていくのは、時代の流れだろう。
産業医　：「会社優先」の常識は、専業主婦の存在を前提としていたんだ。時代に合わなくなってきましたね。若者も多様化しているから。そこらを念頭に置いて、考えていかないとね。

営業課長：我々も認識を変えていく必要はあるだろうね。

事例解説　管理職や中高年社員が置き去りに

こうした対話から以前からの社内常識が通用しにくくなっている現状が分かります。テレワークの浸透で、世代間のギャップが加速化しているように見えます。会社や働くことへの意識が変わってきています。しかし、仲間や共同体意識が強い管理職や中高年社員の中には、会社の変化や若者の多様化を受け止めきれていない人もいます。彼らにとって、それらがストレスになっています。このような視点から職場ストレスを検討し、対処するのが重要でしょう。

マコトの一言

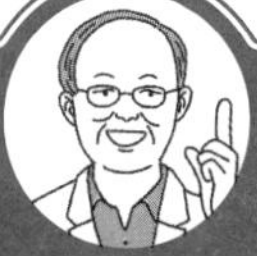

若者と中高年社員の間で残業へのギャップがあり、不満が？

会社優先のオジサンは妻が専業主婦、若手は共働きが多い。違いを認識することから始めよう！

3

女性活用で課長に抜擢され、高ストレス状態に……上司と夫に何ができる？

夫婦共働きも増加。妻が昇進した場合、サポートのポイントは夫がどこまで家事や育児を分担できるかでしょう。この時期、父親が育児にかかわると、子どもとのつながりができ、結びつきが強化されます。

心にとめておいてほしいのは、会社生活はせいぜい40年であるのに対して、子どもとの付き合いは一生です。積極的に育児にかかわるのが望ましいです。

職場進出・男女差は5％、でも管理職は違う

図1に示したように若い女性を中心に職場進出がドンドン進んでいます。2021年では男性83・9％との差は、わずかに5・3％です。役職登用も図2のように年々増加して

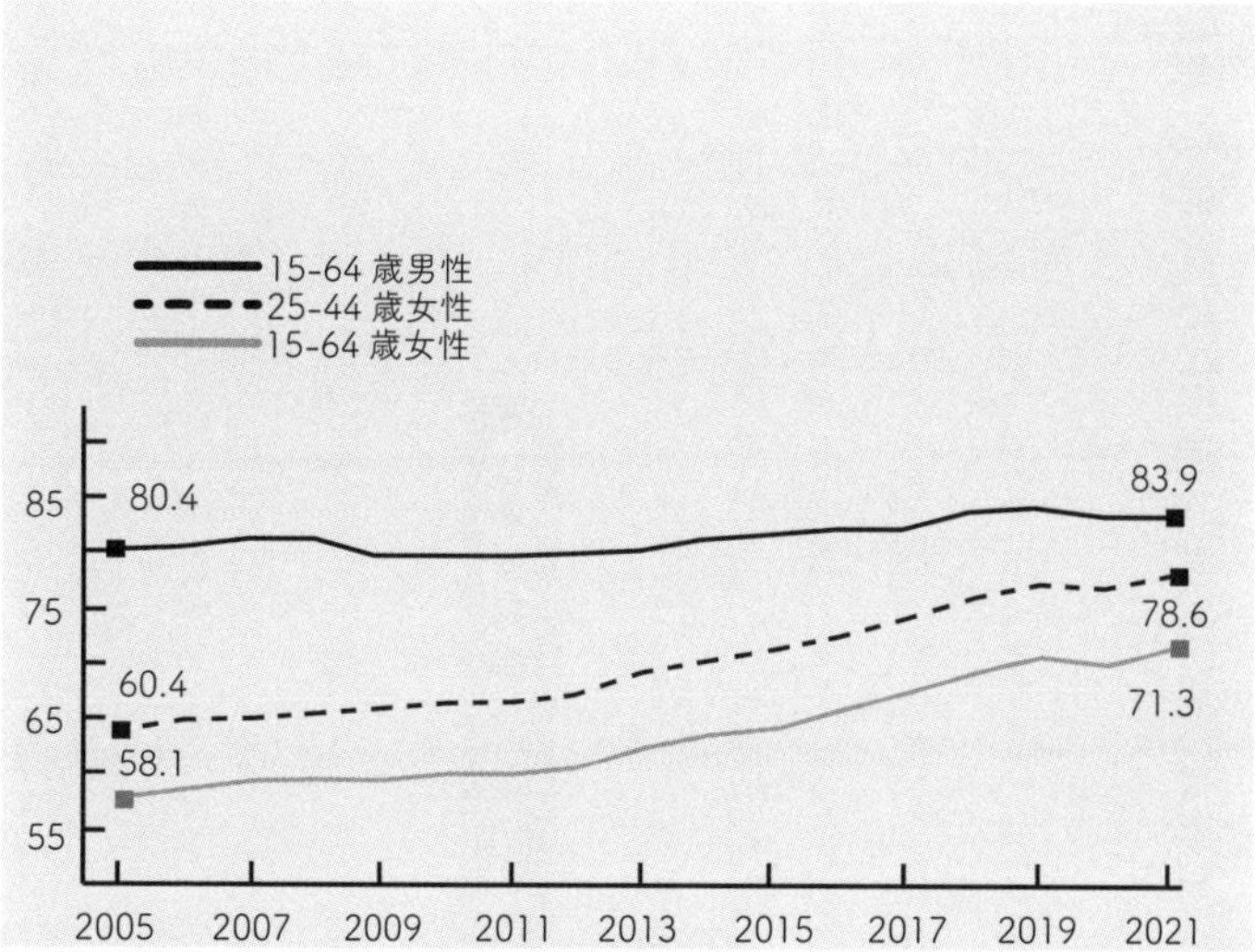

図1　女性就業率の推移（内閣府男女共同参画局）

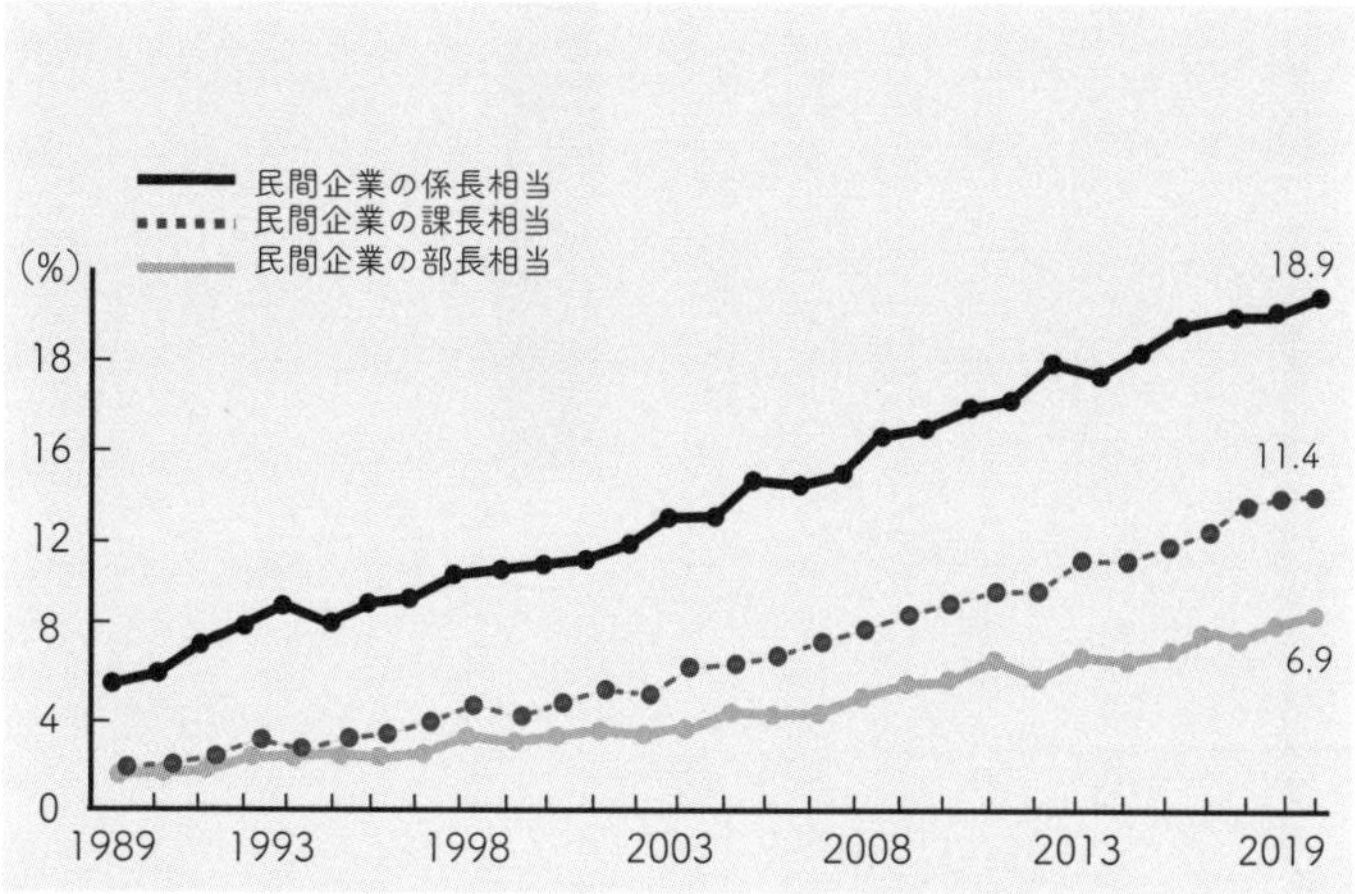

図2　階級別役職者に占める女性の割合の推移（内閣府男女共同参画局）

いますが、係長がメインです。２０１９年では課長は11・４％ですから、こちらはまだまだです。

夫婦共働きも増加。妻が昇進した場合、サポートのポイントは夫がどこまで家事や育児を分担するかが鍵になります。この時期、父親が育児にかかわると、子どもとのつながりができ、結びつきが強化されます。

事例説明 課長昇進ストレスの対処法は？

39歳の中田由紀さん（仮名）はメーカー営業部第1課に勤務するワーキングウーマンです。会社の女性活用方針で、4月に係長から、課長代理を飛び越して課長に2階級昇進しました。彼女はストレスチェックを受けて、高ストレス状態と判定されました。そこで課長昇進ストレスへの対処法を知りたいと考えて産業医面談を受けました。産業医の私とのやり取りです。

事例 女性活用、2階級特進で課長に抜擢

産業医：　「高ストレス」と判定されたのですね。確かにストレス反応がでています。最近、ストレスになることがありましたか？

由紀さん：　課長昇進です。それも課長代理を飛ばして。異例です。最初は上司に断りました。

産業医　**：**　それで。

由紀さん：　課長が、「実は」と言って経緯を説明してくれました。「女性活用の時代で中田さんは頑張っており実績も残しているから、適任だろうという部長の考えから」と。

産業医：　評価されたのですね。

由紀さん：　でも、ひとりでやってきた仕事が多かったんです。

産業医：　マネジメント経験はないのですか？　それと、女性活用に意欲的な会社なのでしょうか？

部長に断りに行くと、「昇格しないと後輩が困るよ」

由紀さん：　いいえ、わが社では女性の昇進は遅れています。女性のトップは本社の部長が1名だけで、課長も数名です。だから、「女性活用」をアピールしたいのでしょう。マネジメント経験は係長をしたので、ゼロではありませんが、部下は女性二人です。課長になると、部下10人、うち男性が7人ですから、男性をまとめられるかどうか自信がありません。それで部長にもう一度交渉に行きました。

産業医：なるほど。

由紀さん：部長は、「君が昇格しないと、年次の都合上、他の女性が昇進できないよ。女性が活躍するために、しんどいと思うが引き受けてほしい」と説得されました。

産業医：そうか。

由紀さん：君が昇進しないと、他の女性の昇進妨害になると言われれば、引き受けざるを得ませんでした。

産業医：なるほど、なるほど。

課長業務をどうする？　悩んで不眠がち

由紀さん：結局異動しました。部の課長会（課長4名、部長、次長で構成）に出ましたが、女性は私ひとり。緊張しました。正直、内容も7割は、頭に入らない状態で、ただ、座っているだけです。

産業医：針のムシロ？

由紀さん：そうですね。時間がないので、家でも引き継ぎの内容を勉強しました。
産業医　：家まで？　夫はどう思っていたかな。
由紀さん：「あまり、頑張りすぎないように」と言われました。でもしないと、わからないことが多いので。
産業医　：そうでしょう。
由紀さん：他課との交渉が難しいです。どう判断し、決めたら良いのかがわからない。
産業医　：新米だからね、部長に相談しなさいよ。
由紀さん：部長のサポートは受けています。自分でも何とかしたいのですが、まだまだで焦りますよ、正直。
産業医　：それがストレスなんですね。
由紀さん：引き受けた以上は仕方がないし。悩んでいます。不眠がちで。
産業医　：少し時間を置いて、冷静になってから、また検討しましょう。
由紀さん：わかりました。

女性活用の実績作りで昇進

――由紀さんとの最初の面談後、人事部長らが対応を協議した様子を再現します。

人事部長：今回の人事はトップ判断でね。女性活用が業界で言われていて。わが社だけが、乗り遅れるわけにいかない。「至急、候補を決め、発令の用意をしなさい」と総務人事本部長（常務）から言われている。
営業部長：候補者は何名くらいかな。
課長（彼女の直属の上司）：中田由紀さんだけではないでしょう。
人事部長：5名で、部長候補が1名、4名が課長候補ですよ。
営業部長：4人中の1人か。
人事部長：中田さんが昇進しないと、後輩の女性が活躍できなくなってしまう。
営業部長：わかった。しかし女性は業務の方にやりがいがあり、役職は二の次だから。説得しかないよねぇ。
課長　：産業医も説得してみます。

夫も驚いたが、家事の分担を約束

――課長昇進を家族や友人に伝えた様子を再現します。
由紀さん：あなた、課長になったのよ。
夫　：エッ、君が課長!?

由紀さん：びっくりするでしょう。当然よね。係長から、すぐに課長だからね。
夫　　：課長代理を飛ばした人事か。
由紀さん：2回説得されて、引き受けざるを得ない状況になったの。追い込まれた感じかな。部長に、「せめて、サポートはしっかりしてほしい」と条件を出したわ。
夫　　：チャンスと思う。ただ家事、子育てもあるし。オーバーワークにならないかな？
由紀さん：家事・育児は二人でするのよ。引くに引けない。
夫　　：わかるよ。住宅ローンにこどもの教育費もいるし。
由紀さん：協力してね、特に家事をね。
夫　　：できる範囲でしますよ。
由紀さん：約束して。
夫　　：します、しますよ。
由紀さん：チャンスはチャンスだけど……でも微妙。
夫　　：無理しないようにね。
由紀さん：ありがとう。
夫　　：僕の方が先に課長になっているから、アドバイスはできるかも。

友人の会社でも女性活用の人事

――友人とのやりとりです。

由紀さん： 智子、聞いてよ。会社から急に課長になってと言われたの。マネジメント得意じゃないから悩んでいるの。どう思う？

友人　　： わかるよ。急に言われて、びっくりするよね。

由紀さん： 自信がない。

友人　　： 実は……私の会社も急に女性活用になってね。3年先輩が課長に、と説得されているよ。

由紀さん： 智子の会社もそうか。

友人　　： 逃げられないかもね。

由紀さん： 逃げられないよ……部長、課長に何回も言われたから。これからも話を聞いてよね。頼りにしてます！

部長のサポートを条件に引き受けた

――私とのやりとりに戻ります。

産業医：ストレスに、対応はしていますか。
由紀さん：大変、本当に大変です。
産業医：初めての時はそうです。「場数、場慣れが大事」と言います。慣れもありますから。
由紀さん：そうか、そうなんですね。まだ、慣れていないですね。
産業医：上司はサポートしてくれますか？
由紀さん：部長には「サポートだけはしてください」を条件に引き受けたので、わからないときは、直に、相談に行きます。
産業医：さすがです。頑張ったよね。
由紀さん：不安でしたから、「せめてそれだけでも」と主張しました。
産業医：昇任ストレスはあります。が、サポートをしてくれる上司がいる。夫の了解を取って、彼もそれなりに配慮してくれているようなので、適応しています。特に、問題はないと考えます。
由紀さん：先生にそう言っていただくと、安心します。
産業医：これにてカウンセリングは落着、ではなく終了です。

事例解説 企業サポートと配偶者の協力こそ

抜擢昇進事例です。今の時代の流れの一つでしょう。早めに、女性活用を打ち出し、着々と準備を進めた会社では問題はないでしょうが、しかし今回のケースのように時代に乗り遅れて、準備ができていない企業では、当事者のストレスは強いです。

由紀さんは、上司のサポートを条件に引き受け、夫の協力があったので、なんとか乗り切れそうな事例です。女性活用には企業の普段からの地道な体制作りが必要です。

マコトの一言

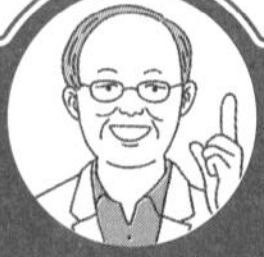

女性活用が言われていますが、妥当でない場合もありますが？

避けたいのは、「お飾り・特進人事」で、サポートは重要ですよ。家庭では夫の協力が不可欠です。

4

課長が「コロナうつ」でダウン……「眠れない」から始まる心の異変

ダブルパンチが直撃

新型コロナウィルス感染症は、かつての大騒ぎはなくなりましたが、感染者数は意外と減らないようです。この事例は「コロナ渦中」に発生。初めてのコロナ対応、しかも課長になったばかりのダブルパンチでした。コロナは初めてのことで戸惑い、課長業務でもわからないことが多く困惑しています。

やがて不眠になり、アルコールに逃避していきました。どうすれば良いのでしょうか？

事例説明 課長昇進直後にコロナ問題が襲来

新型コロナ感染予防のため、「3密」にならないように努める日々でしたね。その後も企業も感染防止の消毒・検温やテレワーク拡大などで対応しています。課長に昇進して強いストレスにさらされていた41歳の加藤太郎さん（仮名）は、新型コロナに対応するため仕事のやり方の変更が重なり、精神的にダウンしてしまいました。「コロナうつ」と言っていい状態です。営業第一課長の彼が、迷いながら2020年4月の緊急事態宣言のさなかに健康相談室を訪れました。

事例 コロナ対応で過剰ストレスに

産業医　：メンタル担当の産業医で夏目です。よろしく。

加藤課長：営業第一課の加藤です。半年前に課長に昇進して、なんとか課長職には慣れてきたのですが。

産業医：それで。

加藤課長：ノルマ達成に向けて、営業の進め方を考えて、課員をマネジメントする業務ですが、自分なりに頑張ってきたつもりです。

産業医：そうですか。

加藤課長：それに新型コロナ対応が加わって大変です。当然ですが、初めてのことが多くて。窓口対応と顧客の訪問営業がありますが、窓口業務は、マスクや消毒、顧客との間にパーテイションをつけて対応しています。ただ、顧客企業への訪問は難しくなりました。電話やメール、ウェブ会議システムを使っています。初めてのことなので、準備や進め方にも神経を使いました。

産業医：そうか、初めてのことだからね。

加藤課長：いっぱい、いっぱいな感じですよ。

産業医：ストレス過剰になったんですね。

コロナ禍でも出勤、営業のやり方を変えた

加藤課長：これまでやってきた営業とは勝手が違って、その指導もなかなか難しいところがあります。私のセクションでは、基本的にはみんな出勤しているので

すが、外回りができなくなり、慣れないこともあって、逆に業務量が増えて、コロナの前よりも残業することが多くなりました。

産業医：眠れますか？

加藤課長：体は疲れていても頭はカリカリして寝つけません。

産業医：わかるよ。

加藤課長：寝よう、寝ようと思えば思うほど、頭がさえます。思い余って、酒の力を借りました。日本酒を飲んで眠っています。

産業医：寝酒は良くないよ。

加藤課長：眠れないので。

眠るために酒の量が増えていく

加藤課長：寝酒が1合から、2合、最近は4合。

産業医：依存になっていってしまいます。

加藤課長：寝酒のせいか午後になると眠気があり、ついウトウトしてしまいます。部下からも「有給をとって休まれたら、どうでしょうか」と言われるのですが、部下が頑張っているのに休めませんよ。

産業医　：寝酒は眠りが浅くなります。だから昼間に眠気に襲われるんです。
加藤課長：心配になって、かかりつけの内科医を受診しました。先生からも「アルコール中毒になるから寝酒をやめなさい」と言われて、睡眠導入剤を処方してくれました。
産業医　：それでどうなりましたか。
加藤課長：妻に相談したら、「専門の先生に診てもらったら」と言われたので、相談に来たわけです。

職場から離す「環境調整」が必要

産業医　：わかりました。やはり寝酒なしで眠れるようにするには、睡眠導入剤を使った方がいいですね。
加藤課長：副作用はありますか？
産業医　：軽い眠気くらいかな。
加藤課長：わかりました。
産業医　：（強い言葉で）加藤さん、単なる「不眠症」ではありません。休養を取って、治療に専念する必要があるので診断書を書きます。

加藤課長：休めませんよ。

産業医　：休養は必要です。職場から離れないと、ぐっすりと眠れないですよ。こうした環境調整も大事です。

加藤課長：課長に引き上げてくれた部長に申し訳ない。ダメです。

産業医　：奥さんも心配していますよ。次回、一緒に来てくださいね。

自宅では、表情が硬く、しゃべらない

産業医　：奥さん、同伴していただいてありがとうございます。加藤さん、眠れるようになりましたか？

加藤課長：多少は眠れるように。でも一度は、目覚めます。

妻　　　：夫は疲れ切っているようです。帰宅してもこわばった表情で、ほとんどしゃべりません。以前はそうではありませんでした。

産業医　：昇進直後にコロナ対策ですから大変だったでしょう。

妻　　　：主人が夜中に起きて台所に行くので心配で様子をこっそり見ていたら、お酒を一気にあおっている。「眠れないんだけど、睡眠をとらないと明日の仕事に差し支える」と言うんです。

産業医：治療しないと、悪くなります。休みましょう。診断書を書きます。

加藤課長：休まないと、ダメか……。

妻：先生、夫はうつ病でしょうか？

産業医：うつ病と言うよりも、うつ状態と考えています。落ち込んでいますから。

妻：（戸惑いながら）うつ状態はうつ病ではないのでしょうか？

産業医：病名ではありません。落ち込んでいる状態を指しています。病名には、「うつ病」と「適応障害」の二つが考えられます。適応障害はうつ病と症状は似ていますが、例えば仕事に不適応を起こしている状態で、休日になると元気に遊びに行けるといった場合があります。

妻：どうすれば、良いのでしょうか？

診断書は「うつ状態」

産業医：診断書を書きます。

加藤課長：皆に迷惑をかけるので、休みたくないのですが。

妻：あなた、休みましょうよ。偉くならなくてもいいです。健康で、安心できる生活があれば十分です。

産業医：加藤さん、奥さんの意見もありますから、休みましょう。

加藤課長：わかりました。

産業医：診断書です。とりあえず「うつ状態、1か月間の休養加療を要します」で出します。（加藤さんや妻に見せる）上司に提出してください。産業医の診断書ですから、会社は受理します。

診 断 書

氏　　名	加藤　太郎（男・女）
生年月日	昭和○年5月30日（41歳）
住　　所	大阪市……

診断名：うつ状態

上記疾病により令和2年5月1日から、
1ヶ月間の休養加療が必要と認める

令和2年4月27日
○○株式会社　産業医
夏目　誠

診断書の例

事例解説　仕事を休んで眠れるようにする

昇進でストレスが強くなっていた加藤さん。それにコロナ対応という経験のない事態に直面し、ストレスが限界を超えて「うつ状態」に陥ったケースです。まず診断書を書き、ストレスを退けるためには、職場から離れるのが不可欠だと考えます。「うつ状態」は、精神科医・心療内科医が提出する診断書の半数以上を占めています。ストレスが重なり、「眠れない」という症状が出るのは、心に異変が生じていることのサインです。「うつ状態」と診断すれば、休養を取り、睡眠導入剤を使っても眠れるようにするのが治療の第一歩になります。眠れないと、心と体を休ませることはできません。

マコトの一言

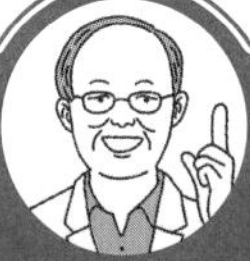

コロナ禍で夫が課長昇進、ダウン。飲酒も課題です。どうすれば？

強い二つのストレスが負荷。思いを聴きながらクスリの使用で睡眠確保をし、断酒の覚悟を！

2 変化の時代と働きざかり世代

社会変動の時代だ

この項は「1．おじさん管理職、今の仕事で〝卒業〟したいが、潮流は変わった……変化に対応できた人の共通点は？」、「2．デジタルが苦手な40歳代後半〝ぶら下がり社員〟がいよいよ追い込まれていく」、「3．単身赴任の無味乾燥な日々、金魚を飼い始めたら生活に潤いが生まれた」、「4．新しい仕事についていけず「自分は駄目」と悩む49歳女性事務職……自己肯定感を高めることで仕事への意欲を回復」の4テーマから構成されています。

現代は変化の時代です。世の中が変わっていく、それも急速に。精神医学では「社会変動」と表現します。1．少子高齢化・人口減少社会（日本人の平均年齢も47歳。中年の日本になった）に突入し、2．ＩＴやソフト、ＡＩ（人工知能）の技術革新が進み（デジタル社会）、3．企業は国内だけではなく世界で商売をする（グローバル競争）事になり、4．産業構造も「モノ作り」の製造業からコミュニケーション能力が求められるサービス業（第3次産業）がメインに、5．30年以上続く日本経済の停滞（失われた30年）が挙げられます。

ここでは、多くの変動に直撃され戸惑う中堅社員と家族の姿をテーマにしています。

逃げられない働きざかり世代

50歳以上なら変動対応には「落ちこぼれ」ても、いまの仕事にしがみつく。しのいでいけば退職まで、逃げ込むことが可能です。しかし30～40歳代はそうはいきません。最もしんどい世代でしょう。

戸惑いながらも必死に適応努力をしていく実態を紹介し、対処のヒントも描きます。リアルな姿を読み取っていただければ嬉しいです。

1

おじさん管理職、今の仕事で〝卒業〟したいが、潮流は変わった……変化に対応できた人の共通点は？

移り変わる産業

世の中はどんどん変化しています。特に「産業構造」の移り変わりが顕著です。昭和30年代前半までは農林水産漁業を中心にした第1次産業から、モノづくりの工業化社会に、現在はサービス業（第3次産業）が主たるものになりました。

いま年配社員の悩みは、IT機器やソフト操作、AIなどのデジタル社会に落ちこぼれずに、ついていくのがしんどくなっています。仕事で経験や勘が有効だった時代に比べ、IT機器やソフト操作に戸惑っています。デジタルに不適応になる人が増えている。何とか操作ができても、若者に比べればスピードが遅く、スムーズにいきません。

また企業も国内のシェア獲得からグローバル競争になり、世界を相手にしなければならなくなりました。求められるのは語学力です。訳すことはできても、会話が難しい。うまくこなす若者に強いことが言えない。助けてもらわないとやっていけない人が増加。

今回の事例について

私は精神科産業医をしています。最近、「おじさん管理職」からの相談が増えています。彼らはメンバーシップ型雇用である年功序列制度のもとで、転勤を繰り返しながら昇進しました。長時間労働もいとわず、単身赴任もこなしてきたのです。彼らは経済成長や安定した時代に頑張って適応してきた人たちです。

しかし、時代は変わりました。今、多くの企業が進めているのは、海外市場や新規分野の開拓と、ＩＴ技術活用による社員削減（リストラ）でしょう。このように社会変動の真っただ中にいる彼らは、自分のこれまでの業務喪失に戸惑い、新規の仕事ができるかどうかの不安と、「なぜ、今までの功績が認められないのか」という不満の中で苦悩しています。

最近、このような状況に置かれた48歳から57歳の中高年者10人にカウンセリングを行い、うち3人が新しい環境に適応できました。うまくいった人の共通点について紹介します。

メーカー勤務、49歳の業務サポート部長、遠藤太郎さん（仮名）と、サービス会社課長の47歳、渡辺次郎さん（仮名）の二人にご登場いただきます。

事例　関連会社か、海外関連業務か……納得できず不眠が続く

産業医：産業医の夏目です。メンタル相談をしています。
遠藤さん：業務サポート部長の遠藤です。最近、不眠が続いています。
産業医：寝付きが悪いのか、夜中に目覚めてしまうのか。
遠藤さん：なんだか頭がカッカするようで寝付きが悪いんですよ。
産業医：何かストレスがありますか？
遠藤さん：43歳まではシステム制作をしてきました。しかし、体力もシステム制作のスキルにも限界を感じて、サポート部の課長にしてもらいました。システム制作のサポートや企業のIT機器の補修点検という裏方の仕事ですね。
産業医：それで？

担当業務が外注となり異動を迫られる

遠藤さん：ところが、業績が悪化した関係で、私たちの仕事が関連企業に外注されることになって、人事から「関連会社に移籍するか、それとも海外進出企業のシステム制作か、どちらかを選択してほしい」と言われたんです。「何をいまさら」と怒りがこみ上げてきて……。

海外関連業務は語学に自信がない

産業医　：それで提案されたのが海外進出企業のシステム制作ですか。
遠藤さん：私の担当は東南アジアになりますが、現地ニーズをシステムに組み込んでいかなければなりません。
産業医　：そうですか。
遠藤さん：正直言って、自信がないんです。
産業医　：それ以外に、生き残る方法はないでしょうか？
遠藤さん：関連企業に転籍すると、将来どうなるかが分からないので、絶対にNOです。

産業医　：では、海外の仕事となると、現地駐在ですか？
遠藤さん：駐在ではありません。日本から現地に行っている依頼企業の担当者や現地の人とメールのやり取りが中心です。システムの話だけなら、ずっとやってきたので、英語もなんとかなりますが、やり取りは苦手ですね。
産業医　：なるほど。会社も転換期で、これまでの仕事に固執していると、居場所がなくなるのが現実かな。
遠藤さん：それは、分かっていますよ。でも、いまさら語学と言われてもね。

システム関連の文書のやりとりなら

産業医　：英語が必要といっても会話ではありませんね。メールなら仲間にサポートしてもらえばできませんか。文書でのやりとりですから、どうなんでしょう？
遠藤さん：まあ、そうですね。
産業医　：海外という言葉に、おじけづくことはないよ。
遠藤さん：そうか……やってみるか。それでダメなら関連会社に行くことも覚悟しますよ。

産業医　：覚悟、それが大事だね。

仲間のサポートも得て新しい仕事へ

――遠藤さんは1か月に1回程度、相談に来ました。彼は学ぶかたわら、仲間のサポートを得ながら仕事をしています。

遠藤さん：何とかやっていけそうです。先生とのカウンセリングでわかったのは、若い時は「自分で頑張ろう」という気持ちが強かったけど、今は、苦手なところはサポートをしてもらう姿勢でいればいい、と割り切れるようになりました。

産業医　：謙虚になったんだ。成長ですよ。

遠藤さん：ありがとうございます。強がらなくてもいいから楽になりました。

やっていた仕事がなくなった！

――次に紹介するのは47歳男性の渡辺次郎さん（仮名）、課長職の人です。

産業医　：しんどいようですね。

渡辺さん：（戸惑いながら）メインにしていた部品製造業務の半分がなくなりました。仕事がなくなったんです！　腹立たしくて、まだ、混乱しています。

産業医　：仕事がなくなってしまったんですね。

渡辺さん：そうです。企画部の担当者からは、関連会社に移籍するか、今までの実績を考慮して総務部課長担当職になるか、どちらかを選択するようにと勧告されました。幸い企業業績がまずまずなので、わが社に残れる道も提案してくれたのですが……。

産業医　：関連企業には行きたくない？

渡辺さん：関連企業に行けば、その企業の人たちとギクシャクするのが分かっています。でも、慣れない総務の仕事への不安もありますね。

産業医　：総務的なお仕事の経験は？

頑張ってきたのに、はしごを外された

渡辺さん：2、3年やったことはあります。でも、今まで会社のために頑張ってきたのに、50歳前後になって、ハシゴを外された感じがするんですよ。今までの努力は何なんだ。悔しい。

産業医　：それで？

渡辺さん：かといって生活があるので……。

産業医：気持ちは分かるが、総務に行くしか選択肢はないでしょう。
渡辺さん：（考えながら）そうですね……。
産業医：覚悟を決めて総務に異動してください。何事も慣れですから、まずは覚悟を決めることです。
渡辺さん：う～ん。慣れなければ仕方がありませんね。

妻のひと言に救われた

――渡辺さんは以後、5回相談に来ました。この間、歯を食いしばって必死にやっているのが伝わりました。幸いなことにパソコンには強いので、総務関係のソフトは使いこなせたのが良かったようです。
渡辺さん：この半年、家に帰ってからも仕事の復習をしましたよ。妻が「あなた、変わろうとしているのね。ありがとう」と言ってくれた。あのひと言が救いでした。
産業医：あなたの努力は今後も、生きてきますよ。壁を乗り越えたのだから。
渡辺さん：はい、自信がつきました。変わることは大変ですが、何事も覚悟を決めて、慣れていくことですね。できることが学習できました。

事例解説 やるべきことを明確にし、覚悟を決める

二人の管理職は、いずれも担当業務がなくなってしまいました。ほかの企業への転籍を拒否したので、社内の新しい業務に適応する道しか残されていませんでした。そして、なんとかそれをやり遂げました。うまく適応した人の共通点は、なすべきことを明確化し、実行すると覚悟を決めた点です。性格面では柔軟性が認められました。仲間や家族のサポートも大切です。

その際に産業医に面談に訪れたことも、気持ちと頭の整理に役立ったのではないかと思っています。精神科産業医は、社員の心の病を見つけて対処するだけではなく、話を聞いてストレスの解決法を一緒に考えることもあります。

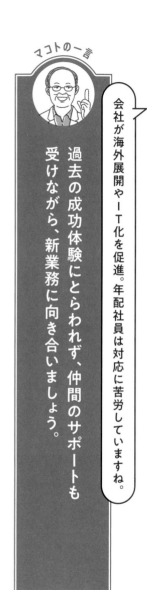

マコトの一言

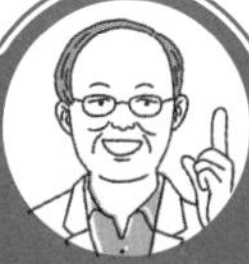

会社が海外展開やＩＴ化を促進。年配社員は対応に苦労していますね。

過去の成功体験にとらわれず、仲間のサポートも受けながら、新業務に向き合いましょう。

2 デジタルが苦手な40歳代後半〝ぶら下がり社員〟がいよいよ追い込まれていく

「職場のお荷物」に

デジタルを使いこなせるかどうかで、若者とおじさんでは大きな差が見られます。「スマホネイティブ」と言われる若者はデジタルに強く、操作も早い。これに対しておじさん・中高年者は、慣れないＩＴ機器やソフト操作にアップアップしがちです。チームワーク・協調性が要求される仕事で、操作が遅い中高年者は「職場のお荷物」になりかねません。

私が相談に乗ったケースは「デジタル不安・恐怖症」が多かった。どう対応すればよいかを事例を挙げながら検討します。

事例説明 〃ぶら下がり〃社員が増加

国はＩＴ社会対応にデジタル庁を創設し、組織の縦割りを排し、国全体でＩＴ化を主導するとしています。デジタル化といえば企業先行で進んでいますが、加速するでしょう。私は現在、大企業4社の精神科産業医をしていますが、このニュースを見聞し、中高年社員の厳しい表情が浮かんできました。つらいからね。

なぜって？　企業現場では、若者は新しいデジタル機器やソフトを使いこなしていますが、私の印象では、中年者の4割くらいから、「ついていくのが精いっぱい」という声が聞こえてくるからです。精神科では「デジタル（デジタル機器操作の）不安」と呼ばれています。

企業の上層部からは、「言い方は悪いが、グローバル競争の時代に対応できない中高年の〃ぶら下がり社員〃が増えている」という声も聞きます。事例を紹介して対処法を説明します。

事例

経理ソフトの操作が身につかない

――44歳の財務部経理一課副参事（課長級）の田所太郎さん（仮名）が産業医の相談室を訪れました。

産業医：精神科産業医の夏目です。ストレスがたまっているようですね。

田所さん：わかりますか。

産業医：表情が硬いからね。

田所さん：経理課の副参事をしています。財務は社内で最もデジタル化が進んでいるのですが、前の職場は営業だったので苦労しています。

産業医：営業から財務へ。仕事の内容が大きく変わったのですね。

田所さん：そうです。営業とは違う種類の数字に目がくらみそうです。

産業医：それで。

田所さん：経理の数字は書類を読んで部下の話を聞けば理解できます。

産業医：そうか。

田所さん：苦労しているのは、最新の経理ソフトの操作です。国内だけではなく海外企業と連携したソフト操作が難しい。もともと機械は苦手な方です。

産業医：操作がうまくできない？

田所さん：そうです。若手社員に聞きながらやっています。簡単なものはできますが、複雑になるとダメで……。

産業医：難しい？

田所さん：そうです。初めての経理で、基礎知識がない点もありますが、基本操作ができても、応用が必要なものになると、ちょっと。

聞くだけでは、身につかない

産業医：ほかの人に聞いたらできますか？

田所さん：う〜ん。その時はできます。でも次に同じような操作が出てくると、途中まではできても、進むと「エラー」の表示が。ドキーンとして、体がフリーズしてしまいます。

産業医：フリーズですか。

田所さん：気を取り直して若手社員に聞きに行くのですが、彼の表情が「またか」と言っているようで、ひるんでしまいますね。メモを取ってなんとかやっていますが。

産業医　：それで。
田所さん：次々といろいろな操作があるのでわからなくなりますが、何度も聞きに行くのも申し訳ないし……。
産業医　：そうか。
田所さん：上司の課長に聞きに行って、教えてもらったことがあります。上司の前ではメモを取るのは恥ずかしいですね。
産業医　：恥ずかしい？
田所さん：プライドというか、ちょっと気が引けます。
産業医　：わかるよ。

心が折れました

田所さん：こういうことは一度や二度で済むわけではないので、先日も同じ様なことが起こった時に、心が折れました。
産業医　：折れてしまったのですね。
田所さん：以前なら、わからないことがあっても、家に持ち帰って、勉強すればなんとかなるようなことだったんですが、ソフトの扱いとなると、調べ方もわからないというか……。

産業医：時代が変わったからね。

田所さん：持って帰れませんし。本もなく、どうしようもない。

悩んでいるのは、あなただけではない

産業医：田所さん、あなた一人だけではありません。40歳代後半の数人が私のところに同じような相談に来ていますよ。

田所さん：私だけではない……。（涙ぐんでいます）そうなんですか。

産業医：産業看護師の皆さんに聞くと、他にも相談に来ている人は10人以上と言っていますよ。

田所さん：わかります。デジタル機器に弱い人は多いはずですから。

営業時代、機器操作は部下任せ

産業医：営業でもパソコンは使っていたでしょう。その時は、どうでしたか？

田所さん：使っていましたが、疲れました。

産業医：それで。

田所さん：「これ、やっといてよ」と言って、部下に任せていたんですよ。
産業医　：自分ではやらなかった。
田所さん：そうです。営業は顧客のニーズ把握が大事だとか、経験を元にはっぱをかけていました。
産業医　：そうか。
田所さん：顧客から直接情報を取ってくるのが苦手な若者が多かったんですよ。

経験よりデータ重視、英語も基本の時代へ

――彼は入社同期で友人の中野次郎さん（44歳、課長）に相談しました。

田所さん：元気か？
中野さん：田所、しんどそうだな。
田所さん：経理に移ってから難しいソフト操作が増えて大変だよ。
中野さん：こっちもパソコン操作が基本だから目が疲れるし、肩が凝る。若手はスイスイ操作している感じだよね。なんだかわけもなく腹が立つ。
田所さん：「今どきの若者は営業戦略が分からない、ニーズ把握ができない」と言っていられたころが懐かしい。今は彼らに教えてもらわないとパソコンの操作

も満足にできないんだから。
中野さん：世の中が変わって、俺たちは会社にしがみついている「ぶら下がり社員」扱いだよな。
田所さん：経験や勘みたいなものから、データで判断する時代になったからね。
中野さん：そうだよな。おまけにグローバル競争になって、英語は必須だから、その点でも達者な若手の方が仕事はできるんだ。
田所さん：お前も努力はしたんだろう。
中野さん：必死でやってきて、なんとかついて行ってるかな。

「戦略を立てて」と友人はアドバイス

田所さん：俺は異動を希望しようかと思っている。産業医にも相談するつもりだ。
中野さん：わかるよ。景気が良い時は、産業医が行う助言をすんなり受け入れてくれると思う。健康上の問題でもあるからね。でも、いまは景気が良くないからなぁ。聞いた話だけど、戦力外の評価がついてしまうらしいよ。
田所さん：わかるよ。
中野さん：10年ちょっと前にIT教室に通って、基本から学んでおいたから、それが役に立っている気がするよ。時代は変わっているんだから、お前も戦略を立てていけよ。

田所さん：ありがとう。考えてみるよ。

デジタルスキルを身につけるか、配置転換希望か

——産業医との面談に戻ります。

田所さん：先生、どうすれば良いのでしょうか？

産業医　：覚悟を決めて、デジタルスキルをしっかり身につけることでしょう。どの職場もデジタル化されているからね。

田所さん：いまさら専門学校に行く気にはなりません。私の限界です。

産業医　：それでは、配置転換でしょうか。

田所さん：そうしてください。

産業医　：会社としては、社員の健康に関する安全配慮義務にかかわることだから、産業医として上司や人事と掛け合いますよ。ただ、会社の厳しい現況からして、こういう対応は1回限りだと思うよ。

田所さん：ラストチャンスですね。経験のある営業部門でがんばります。営業で

使うデジタル機器の操作ならなんとかできますから。

事例解説 デジタル対応の〝コツ〟は

企業業務のデジタル化進行に伴って、年配社員と先輩社員の社内での役割や位置づけが変わってきているようです。諦めずに少しずつ上達するように、少しずつ取り組みましょう。

マコトの一言

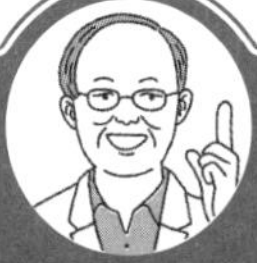

いまはデジタルの時代、ＩＴ機器、ソフトに弱い、おじさん社員はどうすれば良いか？

操作は「場数・場慣れ」です。教わった直後に5回自分でやる。数日後に、もう一度。日々行うのが大事です。

3 単身赴任の無味乾燥な日々、金魚を飼い始めたら生活に潤いが生まれた

大企業ほど多く31・7万人が

単身赴任の実態について厚労省の2016年調査（「4 有配偶単身赴任者対策」厚生労働省ホームページ）から紹介します。「配偶者のいる者（内縁関係を含む）で、その配偶者と居所を別にして単身で赴任地に赴く者をいう」と定義。また転居を必要とする人事異動がある企業数割合は29・2％（前回2010年28・1％）となっています。

「有配偶単身赴任者がいる」企業数割合は19・6％（同19・1％）。「有配偶単身赴任者がいる」企業数割合を企業規模別にみると、1000人以上で81・0％、300〜999人66・8％、100〜299人が30・3％、30〜99人が9・8％で、規模が大きいほど

割合が高いです。総数は31万7000人（同31万4100人）です。

援助制度がある

転居を必要とする人事異動がある企業のうち、「有配偶単身赴任者に対する援助制度がある」企業数の割合は92・7％（前回10年92・0％）で、どの規模でも9割を超えている。援助制度の種類別にみると、「赴任地における住宅・寮等の提供」70・4％（同69・9％）が最も高く、次いで、「別居手当の支給」61・4％（同58・9％）、「一時帰宅旅費の支給」61・3％（同58・5％）などとなっています。

事例説明 ペットに救われる

ようやく行動制限のない生活を送れるようになりましたが、マスク使用などさまざまな制約は残っています。サラリーマンのストレス相談を受けていると、この2年半、「食事や飲みにも行けないし、ストレスの発散に困る」という話をよく聞きました。どうすればいいいか、と考えて思いついたことの一つが、ペットの飼育や園芸です。金魚に救われた人の話を紹介します。

事例 単身赴任、忙しく仲間もいない

これは、敬愛すべき私の知人の経験です。精力的に仕事をこなす人で、40代の時、地方に管理職として赴任しました。子どもの受験もあり単身赴任です。仕事に追われ、マンションに帰って寝るだけの生活。家族や仲間はいないし、時間にさほどのゆとりがあるわけでもありません。「味気ないなぁ……」と感じていたそうです。

彼はふっと思いました。「帰宅した時、金魚が泳いでいたら、ほっとするだろう」。子供のころ、お祭りの屋台で金魚すくいをして、持ち帰った金魚を世話したことが頭に浮かんだのです。さっそく金魚を買ってきて、飼い始めました。

金魚を飼い始めたら生活に張りが生まれた

深夜に疲れて帰宅すると、水槽では金魚が泳いでいます。疲労を感じながら、ボーッと眺めていると、心身の力が抜け、しだいに気持ちが和んできます。そんな経験をしてからは、帰宅するのが楽しくなったそうです。出目金も購入し、水を替え、エサやりなどの世話をするのが、楽しみになりました。仕事づけの日々に、金魚の世話というアクセントが加わり、生活に張りが出てきたそうです。お酒の量も減ったと、話してくれました。

最近、メダカの飼育がブームになり、色のきれいなメダカは高額取引されているそうですが、生き物飼育の楽しみやストレス緩和の効果もあるのだろうと思っています。

事例解説1　簡単にすぐに出来ることでほっとする

新型コロナ禍で3密回避や行動に制限がかかり、多くの方から、「先生、どうストレス発散をしたら良いのですか？　スポーツが趣味ですが、皆と一緒にできなくなってしまった」などの相談をよく受けました。おいしいものを食べ、お酒を飲みながらたわいのないおしゃべりに興じるという会食によるストレス発散もできませんでしたね。

このような状態が続く中で、ストレスとどのように付き合うかを考えに、考え抜きました。その時にご紹介した知人の話を思い出したのです。「そう、そうか。身近に生き物、ペットや花などがあれば、和んだ気分になれる。すぐに誰でもが簡単にできるストレス発散になる」と考えました。

事例解説2 散歩中、アジサイと出会い鉢植えを購入

私は、人と会っておしゃべりをするのが大好きなので、3密回避で人に会えないのは大変なストレスです。妻に先立たれてひとり暮らしなのでなおさらです。この夏、社会的な行動制限はありませんが、私は後期高齢者ですから、やはり感染を考えて人との接触には慎重になります。

梅雨時に散歩をしていたら、雨に打たれたアジサイのかれんな美しさに心が引かれ、見とれてしまいました。アジサイが身近にあれば、いつでも眺められる。すぐにネットで検索。鉢植えならベランダに置けると、思い立って早速購入。日々観賞しています。アジサイの七変化、色が変わっていくのがわかり、驚きと興味津々の日々になりました。

夏になって朝顔の鉢植えを始めました。「今朝は花が開いているだろうか」と鉢を見に行くのは楽しみです。三つ、四つも咲き誇った時には、感動を覚えました。久しぶりの感動。

水やりが大事なので、決まった時間に起きるようになりました。まず、朝の太陽の光をあびます。心身の健康保持に重要な脳内神経伝達物質であるセロトニン分泌が促されます。かつ脳の睡眠覚醒中枢が刺激されて、スッキリ目覚めます。なんとなく元気を回復しました。

事例解説3　オキシトシンによる幸せ

オキシトシンというホルモンは、愛情や信頼に関係し、スキンシップなどでも分泌され、精神的な安定や幸福感をもたらします。このため「愛情ホルモン」「信頼ホルモン」とも呼ばれています。イヌとの接触にオキシトシン分泌の効果を認めた研究報告があります。ペットのイヌと付き合っていると、オキシトシンの作用でストレス耐性が高まる可能性がありそうです。

ハーバード大学の調査によれば、老人ホームの入居者グループに、毎日植木の世話などの簡単な仕事を任せたところ、死亡率が低下したという研究報告もあります。

事例解説4 身近にできる憩いを大切に

ペットや植物と過ごす時間に、リラックスしやすらぎを感じるのは、多くの方が経験していることだと思います。新型コロナは長いトンネルの先に明かりが見えてきましたが、まだ、ストレス発散法に制約もあります。身近な憩いの時間を意識して作ってはと思います。

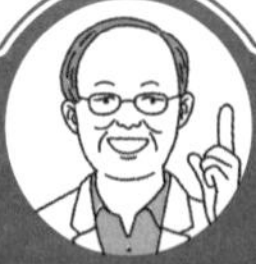

マコトの一言

コロナ禍、しんどい人が激増。身近で、すぐできる憩いやストレス解消法は？

ペットと過ごす生活がお勧め、園芸もね。癒しのホルモン、オキシトシンが増加!!

4 新しい仕事についていけず「自分は駄目」と悩む49歳女性事務職……自己肯定感を高めることで仕事への意欲を回復

自己肯定感、二つの側面

最近、自信を失くす人が多いように感じています。漠然としていますので、分かりやすく数量化できるようにしたのが、心理学用語である自己肯定感です。以下に自己肯定感に関する文部科学省の説明を紹介します。（教育再生実行会議第十次提言本文・参考資料／資料3－2「自己肯定感を高め、自らの手で未来を切り拓く子供を育む教育の実現に向けた、学校、家庭、地域の教育力の向上」より）

自己肯定感については、これまでも様々な捉え方が示されてきましたが、その一つとして、勉強やスポーツ等を通じて他者と競い合うなど、自らの力の向上に向けて努力することで得られる達成感や他者からの評価等を通じて育まれる自己肯定感と、自らのアイデンティティに目を向け、自分の長所のみならず短所を含めた自分らしさや個性を冷静に受け止めることで身に付けられる自己肯定感の二つの側面から捉えることが考えられます。

働く女性に「子育てアイデンティティ」を

精神科医として、働く人々が自らのアイデンティティに目を向け、自分の長所のみならず短所を含めた自分らしさや個性を冷静に受け止めることで身につけられる自己肯定感を高めることの必要性を考え、対処しています。働く女性が急激に増加している現在、働くこと以外、例えば子育てへのアイデンティティなどの再確認の重要性を痛感しています。

今回の事例について

精神科医になって半世紀。職場で問題を抱えた人や、2015年に従業員50人以上の事業所でストレスチェックが義務化されてからは、「高ストレス」と判定され希望された人のカウンセリングをしてきました。上司との関係や職場の人間関係、仕事の内容、あるいは家庭の問題など様々な要因がストレスに関連していますが、相談に訪れる多くの方に共通しているのは、「自己肯定感（自分が持っている良さに、気づく感情）の低さ」です。実際に果たしている役割や能力とはかかわりなく、自信がなく劣等感にとらわれています。それゆえ生きづらくなってしまう。どんなアドバイスをすれば、彼らの自己肯定感を高めることができるかを模索してきました。

だれにでも、長所や美点、取りえなどがあります。自己肯定感が低い人は、それに気づかず、受け止められなくなっています。なぜでしょうか？　臨床家の立場で見ていると、3点に要約できます。1．過剰ストレスや疲れた状態に陥り、視野が狭くなっている。2．「自分は駄目」と思い込む「認知のゆがみ」が起きている。3．周りに長所を指摘してくれる人がいないなどです。

精神科医としては、必要ならお薬も使って、まず、心身を休めてもらいます。意欲を取り戻すために休養はとても重要なことです。それから、「認知のゆがみ」を修正していくためにも、私はその人の良い点を見つけて伝え、受容できるように働きかけてきました。

カウンセリングで彼らは、駄目な点や短所を繰り返し訴えることが多く、自分から長所を語ることはありません。そのためこちらから、話を聞きながら、一緒に見つけていきます。言動をさりげなく、かつ細やかに長期に観察すること。その過程で見つかります。

事例説明 ベテランゆえに新しいシステムの運用に苦労

一つの事例を紹介します。販売会社総務課に正社員として30年勤務する加藤和子さん（49歳、仮名）です。一般職で総務、経理、販売事務の3部門を異動しながら働いてきたベテランの主任さん。現在は、総務課で、事務のデジタル化の補助的な役割を担っています。新しい機器やシステムの運用を身につけるために努力していますが、専門用語も多く苦労しています。

生え抜きのベテラン、主任というプライドが、若い人に質問することをためらわせます。業務のスピードが若手と比べて遅い感じがしています。「『さすがベテランは違う』と言われたこともあったのに、なんだか自分は業務についていけてない」と悩んでいました。意を決してストレスチェックの「高ストレス者面談」を訪れました。加藤さんは悩みを一気に吐き出しました。自分が歯がゆいようで、落ちこんでいます。訴えを傾聴しました。

事例

悩みは仕事がうまく回らないこと

――彼女は自信をなくし、自己を見失いつつある状態です。そこで自己肯定感を取り戻す働きかけが必要と判断しました。以下、3回行った面談のやり取りです。わかりやすくするために再構成しました。

産業医：自信をなくされていますね。加藤さんの良い点があると思いますが？

加藤さん：う〜ん。良い点というか、私が悩んでいるのは、仕事がうまく回らないことなんです。仕事の進め方が変わってきていて、仕事をどうするかが問題です。

――加藤さんは仕事のことで悩んでいて、「良い点を見つける」という私の提案はピントがズレていると感じたようです。「仕事がうまくできない」という一点に気持ちが集中して、「自分は駄目」という感情を持ってしまっています。やはり加藤さんの自己肯定感を高める必要があります。やり取りの過程で、子どもがいることがわかりました。そこで子育てと両立しながら働いてきたことを話題にしてみました。

産業医：二人のお子さんは社会人として独立されていますね。働きながらですから、子育ては大変だったでしょう。

加藤さん：**（意外そうな表情）** 大変でしたが、やらなければいけないことですし、母親ですから **（そう言いながらも背筋がしだいに伸び、表情に笑みがさしてきました）**。

産業医：すごいことですよ。頑張ったんですね。子育てに正解はないし、仕事のように成果が評価されるわけではありません。その意味で、大変なばかりで手ごたえがない面もありますね。仕事との両立は大変だったでしょう。

加藤さん：**（表情が生き生きとしてきました）** 大変でした。無事、二人とも成長して働いていて、ほっとしています。

子育てとの両立の苦労が認められ

産業医：仕事との両立はどのようにされましたか。

加藤さん：職場の協力もあって、何とかやってきました。

産業医：育児休暇や産休もありますが、長く休めば、仕事の上でブランクが生じますね。これまでも仕事の上で、多少、スムーズにいかないこともあったんじゃないですか。仕方のないことです。

加藤さん：**（笑顔で）** 先生、ありがとうございます。このように言っていただくのは初めてです。夫も周りも、当たり前と思い込んでいますから。

産業医：いや、本当に頑張ってきましたよ。

加藤さん：**（目を潤ませて）** 仕事を頑張ってみます。わからない点は、詳しい人に聞いて、任せられれば任せてみます。

産業医：そうそう、そうしましょう。

加藤さん：**（明るい表情で）** やります。先生、ありがとうございました。

事例解説　自己肯定感が回復すれば、仕事も変わる

夫からも会社からも当たり前と思われていた子育ての苦労を、改めて第三者から認められた

ことで、「駄目な自分」という「認知のゆがみ」が修正されてきたようです。私は、何度も繰り返し、加藤さんが仕事との両立で頑張ってきたことを伝えました。このように当事者が「当たり前」と思いこみ、思い込まされ、美点と気づかないことが隠れています。そこに目を向けさせ、受け入れやすくするように伝えること。それが肯定感をよみがえらせるのです。

自己肯定感があれば、わからないことを若い人に質問することだって、気になりません。働き方の問題も解決に向かいました。良い点を見つけることで、状態が改善した例を私は4人以上経験しました。子どもはほめて、認めて育てると言いますが、大人だって頑張ったことは認めて、ほめてもらいたいですよね。

マコトの一言

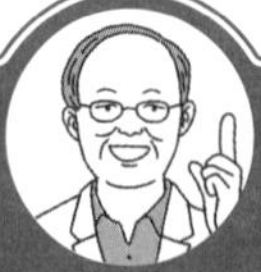

働く女性で中高年になり、仕事についていくのがシンドイ人が増加、どう対応すれば？

仕事以外、例えば子育てで得たアイデンティティを再認識させ自己肯定感を高めることも重要です。

3 家族ストレスに向き合わない

大家族から核家族、その全盛へ

本項は、「ワンオペ育児の妻の不満、それを理解していない男性も職場と家庭に葛藤を感じていた」、「妻に会社の話ができない男たち……話をするだけでストレスは軽くなる」、「長時間労働の部長に心の闇が……家庭の問題（中一長男の家庭内暴力）から、仕事に逃げ込む人がいる」の3編から構成されています。本書のキモの一つである家族がテーマです。大きな変動があった。それは家族制度の大きな変化です。戦前・戦後は大家族制度がメインでした。農林水産漁業に従事し、「おじいちゃんやおばさん、息子夫婦、孫」の3世代同居でした。人数も10人以上が多く、仕事も稲作に代表されるような家族労働でした。しかし産業構造が農業から工業に移行した昭和30年代から、農村の次男や三男などが都会にある工場などに働くために、故郷を後にして都会に移住しました。

彼らは働きながら結婚し家族を作りました。それが「核家族」です。瞬く間に核家族全盛の日本と変わっていったのです。

彼らは家のしがらみや近所づきあいのわずらわしさがなくなり伸び伸びと暮らせる反面、子育ての助けやサポートは期待できなくなりました。また地域活動をはじめとし、お祭りなどの行事参加が少なくなってしまったのも事実です。

働く女性が多数に、男性も家事・育児分担に

さらには1990年代ごろから法律が作られ働く女性が増える半面、「仕事は夫、家事・育児は妻」の分業制を担っていた専業主婦が減りました。現在、40代女性の多くは働いているので「家事・育児は夫も分担」に変わってきたのです。

ただ、結婚前に「分担」を約束した男性ですが、昇進すると仕事中心になる現状、あるいは専業主婦の家庭でも、夫が子育てに伴う課題から逃避傾向が目立つようになってきました。以下に、様々な葛藤を紹介します。

1 ワンオペ育児の妻の不満、それを理解していない男性も職場と家庭に葛藤を感じていた

家族を語らない男性

企業で「メンタルが不調」者、カウンセリングを中心にした治療を行っていると見えてくることがいろいろあります。その一つとして、男性社員は家族ストレスを話さない事です。カウンセリングで職場ストレスを訴えるのですが、話を深めていくと、背後に家庭の問題、妻との関係や子育てに関するストレスが見えてくることが多い。

何気なく問いかけを

家族に問題があるケースは長期化します。対象者が職場ストレスを訴えていても、家庭の話を聞くことは重要です。何気なく、「妻は、あなたの悩みやストレスについて、どうしていますか」、「1回、配偶者に来ていただけないでしょうか」と問いかけ、反応を見るのも良いでしょう。私の経験で言えば、上記の問いかけで沈黙の後に、「実は妻との間で……」、「子どものことで悩んでいまして」と急展開することを経験しています。

事例説明　昇進ストレスが大きく配置転換

39歳のメーカー係長、安藤太郎さん（仮名）は勤続17年、支店勤務からスタートし、初めて本社の係長に昇進しました。会社で行ったストレスチェックで高ストレス状態と判断され、面談に訪れたのです。悩みは昇進に伴う負担と部下のマネジメントがうまくいかない点にありました。気持ちを落ち着かせる薬の処方とカウンセリングを行いました。現在の職場はつらいということで、症状が安定してから、人事や上司と話し合い、負担が少ない支店係長に本社から配置転換しました。症状はよくなり、働いていますが気分が晴れないようです。

安藤さんは既婚で5歳の子どもがいます。カウンセリングの過程で、夫の病気への理解と、家庭でのストレスも知りたかったので、妻を同伴して受診するようお願いしましたが、来ていただけませんでした。また、意識的に妻の話題を避ける様子が見えました。どうも家庭に何かあると思わざるを得ませんでした。安藤さんは異動後も受診していたので、家庭について質問してみました。

事例

子育て中の妻とはほとんど会話がない

産業医　：配置転換で職場のストレスには対応できたように見えますが、元気を回復したようには見えませんね。ご家庭の方は、いかがですか。

安藤さん：そうですね。正直、夫婦の関係は良いとは言えません。妻は子どもが生まれてから会社を辞めて、専業主婦をしています。私は仕事で帰宅が遅くなりがちなので、妻は子どもを入浴させた後一緒に寝てしまっています。

産業医　：会話はないの？

安藤さん：朝食の時に連絡事項を言うくらいで、会話というような会話はありません。

休日はゲームで気分転換

産業医　：休日は？

安藤さん：疲れているので、どうしても昼過ぎに起きる感じで。好きな音楽を聴いたり、ゲームをしたりして気分転換しています。

産業医　：う〜ん。あなたは発散ができていますが、奥様はどうですか？

安藤さん：考えたことはない……か。

産業医　：あなたの配偶者は、初めての出産、育児で大変でしょう。ストレスもたまり疲れていませんか？

安藤さん：妻は、睡眠は十分にとっていると思いますが、妻のストレスなんて考えたことはなかったなぁ。

産業医　：コミュニケーションは、ほぼないですね。あまり関心がないんだ。

安藤さん：そうなりますか。

妻は月に1回ぐらい感情を爆発させる

産業医　：奥様が怒ることはないですか？

安藤さん：月に1回ぐらい感情を爆発させることがありますね。
産業医　：なぜ爆発するのでしょうか？
安藤さん：……わかりません。
産業医　：う～ん。あなたの妻でしょう。う̶ん。次回までに、考えてきてください。
安藤さん：めんどうくさいですね。

蓄積されていく不満や我慢

産業医　：あれから、どうですか？
安藤さん：妻のことは、考えてみたけどわかりません。
産業医　：では、奥様はどんな時に爆発するのでしょうか？
安藤さん：妻に、「僕の食事の用意はまだか」と言った時に、「いろいろやることがあるの」って怒ってしまったことがあります。育児で忙しいのに、配慮が足りなかったのかなぁ？
産業医　：「食事はまだか」というあなたの言葉が引き金になったのでしょう。知っておいてほしいのですが、奥様の感情の爆発は、その時の言動にあるのではなく、日頃の不満やいらだち、我慢がたまっていっぱいになった時に、あなたの不用意な言動がきっかけで爆発したんだと思いますよ。

安藤さん：そうですか。不満がたまっているんですか。気づかなかった。

産業医　：なぜ、奥様の気持ちに気づかないのでしょうか？

安藤さん：仕事のことで頭がいっぱいで、妻のことや育児にまで頭が回っていなかったのかもしれません。

産業医　：次回は、ぜひ、奥様も同伴で来てください。私から奥様あてに手紙を書きますから、それを渡してください。

安藤さん：渡せばよいのですね。

不満に気づこうとしない、怒りが……

産業医　：メンタル担当産業医の夏目です。多忙な中、よく来てくださいました。ありがとうございます。

美佳さん：妻の安藤美佳（仮名）です。前にも同伴を言われたのですが、子どもの世話を頼める人が見つからなかったし、夫の仕事の話でしょうから。

産業医　：事情はわかります。ご主人ですが、仕事上のストレスは軽減し、それなりに適応しているのですが。どうも半分くらいしかよくなっていないように見えます。ご家庭がうまくいっていないのではないかと考えたのですが、ご主人の言葉からはよくわからない点が多いので来ていただきました。初めての育児で大変でしょう。

美佳さん：そうですね。どうしても疲れがたまりますね。

産業医　：ご主人は手伝ってくれますか。

美佳さん：全然ですね。ワンオペ育児って言うんでしょうか。仕事が大変なのだと思いますが、子どもがいるのですから、関心を持って協力してほしいと日頃から思っています。

子どもと入浴するとか、関心を持って

美佳さん：主人にも伝えましたよ。何回も。でも上の空。

安藤さん：そんなこと聞いてないけど。育児は君がするものと思い込んでいたから。

美佳さん：子どもと一緒に風呂に入るとか、自分から関わろうとしないから、子どもがかわいくないのかと思えて（涙ぐむ）……。

安藤さん：すまん。気づいていなかった。

問題の発見ではなく、気持ちを知る努力を

産業医：奥様には、日頃の不満や怒りがたまっているようですね。ちょっとした言葉で爆発することもありますね。

安藤さん：何が問題なんだろう、と考えてはいたんだけど……。

産業医：男は頭で問題点を探し、解決策を検討しますが、奥さんの方は大変さを察してほしいと感じている。男に必要なのは、問題点を見つけることではなくて、気持ちを思いやることです。

夫婦で率直に話し合おう

安藤さん：気持ちですか。苦手だなぁ。でも、今のままではよくないのはわかります。わかった。努力します。

美佳さん：私も、しっかりと気持ちを伝えられなかったのは悪いのかもしれません。

産業医：男は考えるだけで、気持ちを受け止めないからね。

美佳さん：そうなんですね。

安藤さん：美佳、悪かった。家族に関心を持って、気持ちを察するようにするか

ら、美佳も気持ちを話してね。

事例解説 妻の気持ちを察する

治療が長期化した裏に夫婦間の葛藤があったケースです。この場合は専業主婦でしたが、共働きでも育児の負担が女性に偏りがちです。それが家庭での葛藤を招いている例も多く接してきました。メンタルヘルスを考える時に、仕事と家庭を切り離すことはできません。

マコトの一言

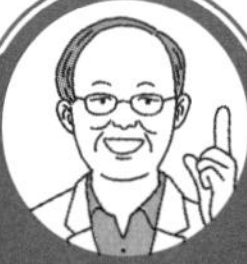

夫は仕事ばかり。私も働いているのに、育児や家事の協力が少ない。日々イラっとするよ!!

治療が長期化する男性のケースには、家族関係が上手くいっていない場合が多い。妻同伴の対処が必要だ。

2

妻に会社の話ができない男たち……話をするだけでストレスは軽くなる

「話す習慣や場づくり」のセットこそ

働く人は会社や職場ストレスにさらされることが多い。人事異動や仕事、対人ストレスなど。では、どの様に対処すれば良いのでしょうか？　趣味やスポーツ、好きなことをすることで気分転換し、発散させる方法があります。

でも、これらの方法がとれる人は、男性では少ないように感じます。その結果、「メンタル不調」状態に陥りやすいです。では多くの男性はどうすれば良いでしょうか？

家族や友・仲間に、何気なく悩みを話すことから始まります。大切な人、妻に話す効果は大きいですよ。そのためには日ごろから夫婦の会話が大事です。食事後、特に夕食後のひと時に、二人で話す習慣を作りましょう。話題がなくても、他愛のない話で、会話をすることですね。そのような習慣がなければ、悩みの話はできないでしょう。男は話す力が女性に比べ低いことを自覚してください。

お願いしたいのは、配偶者に「話す習慣や場づくり」のセットと育成です。

今回の事例について

過剰なストレスはうつ病など心の病への引き金になり、頭痛や胃痛など体に症状が表れることがあります。働く人にとって、ストレスをうまくコントロールすることは、満足のいく仕事をするためにも、健康のためにもとても大切です。ところが、余裕をなくしてしまうと、過剰なストレスにさらされていることに自分では気づけなくなります。そしてストレスが高いと気づいても、「実際は何をして良いかが分からない」という人は多いようです。「気づきと対処」を一人だけで行うのは難しいことです。

長年産業医をしていて、家族や仲間の協力がストレスの軽減に役立つのを見てきました。特に配偶者は大きな役割を果たすことができます。

事例

48歳のメーカー課長、業績悪化でストレス過剰に

永野太郎さん（仮名）は真面目でエネルギッシュな1000人規模のメーカー課長です。これといった趣味はないようです。会社の業績が低下し、課長を務める法人第1課の売り上げも、ここ数年、右肩下がり。イライラすることが多く、深夜に目覚めてしまうこともあります。妻の和代さん（仮名）に当たってしまいます。

仲間からは「仕事漬けは良くないよ。スポーツや趣味で気分転換すれば」と言われるのですが、やる気になりませんでした。

夫のために妻は散歩に誘ったが……

どうすれば良いのでしょうか？「夫の様子が今までと違う」と気づいた妻の和代さんは、彼のために何かしなければと考えました。

「趣味がない、何もしない人だから。私の方からアプローチしないと、変わらない」と考え、二人で一緒に散歩することを思いつきました。

「あなた、気分転換のために散歩はどう。運動にもなるし、さわやかな空気や四季折々の景色にふれるのも、気持ちいいですよ」と早朝の散歩に誘いました。最初、夫は乗り気ではなく、「今日は体調が悪いから、別の日に」と断りました。

3回目の誘いでようやく同行

和代さんは諦めることなく、天気が良い日に、再び誘いました。3回目の誘いで彼は「まあ、やってみようか」としぶしぶ応じました。うれしいことに太郎さんは行ってみたら、少し気分が良くなりました。天気が良いと妻から誘われます。三日坊主になるのは嫌だったので、続けてみました。

ほどよい運動になるので寝付きが良くなり、夜の覚醒回数も減りました。かつ、朝食をおいしく感じました。彼は、「毎朝の散歩は効果があるなあ」と思えるようになったのです。

ストレスを自分だけでため込まず、妻に仕事や会社のことを話せば楽になるのです。しかし、それができない男性は多いようです。なぜでしょうか？

多くのケースで聞きました。答えは「家に仕事のことを持ち込みたくない」、「家族に心配をかけたくない」が多く、次いで「家族、配偶者に話しても仕事だから分からないだろう」「前から言っていないので」「面倒だ」でした。

産業医の私に言わせれば、これらの意見は「妥当でない思い込み」と判断しました。なぜなら「しんどい状態を家族に伝える」のは当然のこと。また「心配をかけたくない」とありますが、一人で対応するよりは配偶者に相談し、一緒に対処した方がうまく行くからです。

事例解説1 「仕事を家に持ち込みたくない」

男性は配偶者に「仕事や会社のことを理解してもらうのは難しい」、「専業主婦だから、

事例解説2 話すだけで半分、楽になる

分からないだろう」と考えがちです。これが良くない。「今、会社でつらい状況なんだ」、「上から求められることが多くていっぱいいっぱい」といった状況を知ってもらうのがポイントです。もう1点は「親しい人に話すだけで、楽になる人が多い」という理論を知らない人が多い。心理学や私の経験から言えば、話すだけで悩み事は半減します。なぜなら話す過程で、つらい感情を発散できるからです。

事例解説3 季節の話も会話の糸口に

夫婦で散歩を始めて、10日目を過ぎるころから、散歩中に花や木々などから季節を感じることができるようになってきました。最初は「タンポポか、かわいいなぁ。あれは?」と妻に問いかけます。「もう桜が満開だ」、「ツツジが色とりどりで鮮やかだ」、「サツキが美しい」などと。今までは気にとめなかった自然の美しさに気づいたのです。

妻も「あなた、あれがレンゲ草よ。みずみずしいわね。春ですね」。このようにして和代さんとの会話が増えたのです。自然、風景などは話題にしやすく、自然にふれると気持ちが和みます。そして散歩をすれば、汗ばみます。帰宅してシャワーを浴びる。ああ〝快汗〟!

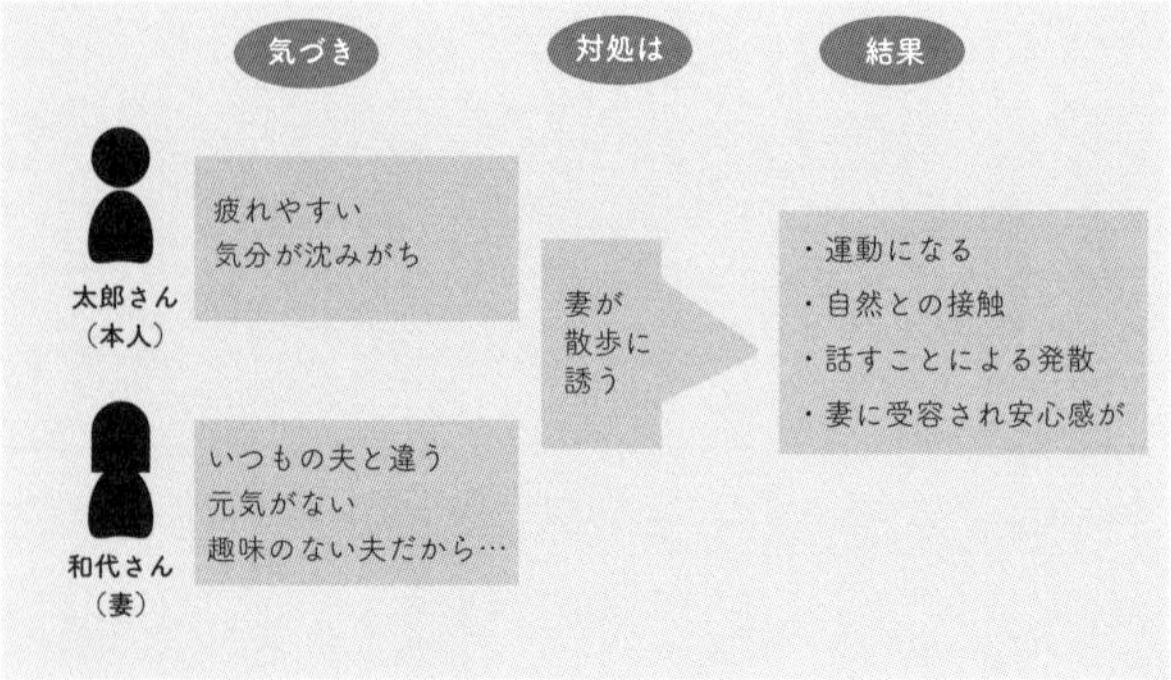

図　事例の“気づき”と“対処”

散歩時に何げなく、会社の苦しい実情や部下とのストレスを妻に話すことができました。妻はうなずきながら聞いてくれました。受け入れてくれました。彼は気分が楽になりました。ストレスも減っていくのです。

事例解説4　サポートでストレス軽減

ストレス対処で難しいのは気づきから対処行動につながるかどうかです。図を見て下さい。事例では太郎さんに、多少なりとも気づきがあったのですが行動までには至りません。妻が「いつもと違う状態が続いている」夫に気づき、対処を考えてくれました。夫には趣味などはないから、簡易にできるものを考え、散歩を思いつき、「自分ではしないだろう」と考慮し、「私が誘い、二人でする」の行動に移した点です。夫婦の力はとても大きいのです。

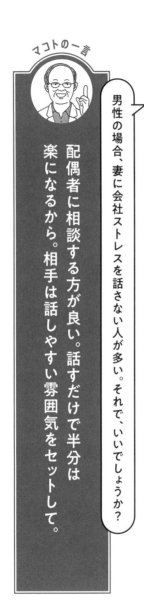

マコトの一言

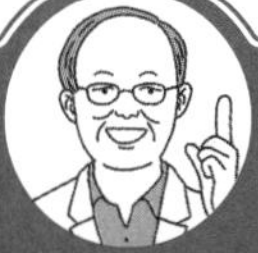

男性の場合、妻に会社ストレスを話さない人が多い。それで、いいでしょうか？

配偶者に相談する方が良い。話すだけで半分は楽になるから。相手は話しやすい雰囲気をセットして。

3 長時間労働の部長に心の闇が……家庭の問題から、仕事に逃げ込む人がいる

二人に一人？　家族問題から逃避傾向に

会社人間、仕事人間と言われている男性の中に、大まかに言えば二人に一人くらいは、僕は仕事や会社が大事、子どもは妻任せです。「会社・仕事をすることが大事だ」、それを金科玉条にして家庭問題から逃げています。本人がそれを意識するか、しないかは別ですが。

そのことに関して妻の多くは不満やストレスを抱いています。しかし夫に、それを言えない妻、専業主婦に多いのではないでしょうか。

会社優先の男性は多い

仕事や会社は生活費を得る大事な場だからか？「仕事が忙しいから、後にして」、「今、それどころではない、会社が大変な時期だから」と言われれば、つい引いてしまいます。では、どうすれば良いのでしょうか？

夫に関して「仕事が大事だと言うのは分かります。が、同じように子どものことも重要です！ 二人の愛の結晶が子どもでしょう。そのことで話し合いたいから」、「子どもの問題は時機を逸すると上手くいかない。今が、その時期だから、まず二人で話し合いましょう」と子どものために勇気を奮って言うことです。断固として、覚悟を持って言いましょう。その熱意や迫力は伝わりますから。

今回の事例について

みなさんの会社で長時間労働は減っていますか。長時間働くことは仕事熱心、それを美徳と考えた昭和時代の文化。令和になった今もまだ、こびりついた垢のように残っています。45年間、精神科産業医をやってきて、そう思います。

でもそれは、労働生産性を下げる要因です。そんな文化の中で「仕事だから」を理由に、家族の問題から逃げているケースを多く見てきました。一つ事例を紹介します。

事例説明　高ストレスの部長は、長男の家庭内暴力に困っていた

社員のストレス状態をチェックする「ストレスチェック検査」は2015年に始まりました。そこで「高ストレス状態」と判定され、産業医面談を希望した46歳の部長、植田洋治さん（仮名）はこの会社でも出世は同期のトップクラスです。かなりストレスがたまっていて、自分でもなんとかしなければいけないと思っていたのでしょう。家庭の事情も明かしてくれました。

長男で中学1年の建太君（仮名）は私立中学入試で、第1志望の学校に合格できず、現在の中学に通っています。本人も不本意だったのか、登校を渋るようになりました。母親が「学校に行ったら」と声をかけたのがきっかけでした。母親にくってかかり、やがて暴力が出てきたのです。

妻の静代さん（仮名）は、学校にも相談しましたが、どうすればいいかわかりません。

妻から相談された時、「大事な仕事を抱えて忙しいから、母である君が対処してほしい」と伝えたそうです。ある日、こんな会話がありました。

事例 自分は仕事、子どもは妻任せ

――深夜帰宅した時、待ち構えていた妻は厳しい表情です。

静代さん：いつも帰りが遅いのね。仕事が忙しい?
洋治さん：部下の面倒や営業のノルマもあってね。
静代さん：建太のこと。10日前にも相談したけど。学校に行かないだけでなくて、時々暴力をふるうのよ。どうすればいいのか……。
洋治さん：専業主婦なんだから、任せるよ。
静代さん：任せるって……子どものことは家事とは違うのよ。あなたと私の子どもでしょ。子育ては母親だけがするものなの?
洋治さん：明日は大事な会議があるから、今日はこれくらいにしてくれ。
静代さん：……じゃあ日曜日に。

「夫婦で対応が基本」だが……

——日曜日、静代さんに言われていたのは分かっていましたが、彼が接待ゴルフに出かけて帰宅したのは、夜10時過ぎ。入浴後に眠ってしまいました。建太くんの暴力は、当初はつかみかかるくらいでしたが、殴るなどエスカレートしています。ゴルフから3日後のことです。

洋治さん：帰ったぞ。
静代さん：建太が荒れているのよ。
洋治さん：そうか。
静代さん：どうしましょう？
洋治さん：学校の先生に相談しただろう。
静代さん：「夫婦で協力して対応するのが基本」と言われました。
洋治さん：気持ちは分かるけど、今、仕事で大変なんだ。
静代さん：（きつい声で）子どもより仕事の方が大事なの？
洋治さん：両方、大事だよ。

残業は、家庭から逃げるため？

静代さん：この際だから言わせてください。（意を決して）仕事を理由にして、子どもの問題から逃げていない？

洋治さん：逃げてないよ。

静代さん：毎日、そんなに残業があるの？ 月に80時間が限度でしょ。毎日11時過ぎになるの？

洋治さん：男には付き合いがある。

静代さん：私の友だちで課長をしている女性がいるけど、付き合いがあるなんて言いませんよ。

洋治さん：男と女は、違うんだよ。

静代さん：男と女で何が違うの？

洋治さん：違いはあるんだ。

静代さん：建太のことを何とかしてあげないと、本人が一番つらいんだと思いますよ。あなたは仕事に逃げてばかり！

洋治さん：そんなことはない。

静代さん：（怒りの感情）子どもの怒りに向き合いたくないから。仕事と建太のどちらが大事なの！　もう我慢できない！　何とか言ってよ！

洋治さん：逃げているわけじゃないが……向き合っていないかも……。

静代さん：どうにもならないところまで来ているのよ。

洋治さん：……。

静代さん：向き合ってよ。

洋治さん：……わかった。

静代さん：話を聞いて！

妻の態度もストレスに!?

――高ストレス相談で事情を詳しく聞いた上で、3回目にこちらから具体的な対処法を伝えました。

洋治さん：「仕事に逃げているって」と妻から言われ、「仕事を何だと思っているのか」と腹が立って、ストレス過剰になったんだと思います。

産業医　：奥様は、「子どもの問題に向き合おうとしない」と問題提起をしているのですよ。

洋治さん：そうか、まあ、そうですね。
産業医：見て見ぬふりをしているって、奥さんは感じているから。
洋治さん：う〜ん。難しいんだ。
産業医：息子さんとは、今向き合わないと後悔することになりますよ。対応が必要なのは今です。このままの態度だと、奥様は、あなたを見限りますよ。
洋治さん：どうすればいいんですか？
産業医：早く帰宅して休日は家にいて、まず、奥さんの話をじっくり聞くことからです。
洋治さん：仕事が……。
産業医：（キッパリと）息子さんの問題が最優先です。
洋治さん：妻と話します。
産業医：奥さんは子どもさんの件で、聞いてほしいことがいっぱいあるのです。
洋治さん：確かに。
産業医：大事なのは、奥さんの気持ちを聞くことですよ。
洋治さん：妻の気持ちか……。
産業医：（キッパリ）思いを受け止めてください。

子どもへの対応は、夫婦でじっくり話し合うことから

洋治さん：（やっとできたという感じで）妻の話を聞くことができました。
産業医　：良かった。
洋治さん：最初は僕も感情的になって。
産業医　：それで。
洋治さん：我慢しながら、聞きました。
産業医　：そうか。
洋治さん：しだいに、長男の悩みが、見えてきました。

事例解説　夫婦で対応する

建太君の問題に向き合うための最初の一歩は、日々直面している奥さんの話をじっくり聞いて、状況を理解すること。それから、二人で長男に向き合って、建太君の気持ちを聞

いて、受け止めていく。夫として父親として、家族の思いを聞く。そこから問題の解決法を見つけ出していくということです。

植田さんも仕事や仕事上の人間関係に没入していたのが、長男の問題から逃げるためだと気づきました。個人的な感覚でしかありませんが、〝仕事人間〟と言われる男性の6人に一人ぐらいは、家庭の問題から逃げているのではないかと思っています。

マコトの一言

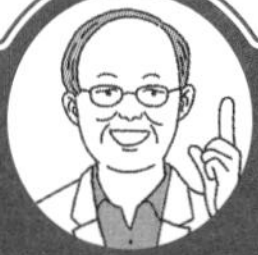

男、夫は、なぜ家族・家庭と向き合わないのでしょうか？　妻はどうすれば良いの？

割り切れず、対応が難しいから、家庭基盤があるから働けること、子ども対応はタイミングが大事と、時間をかけて認識させましょう。

4

どう対処すれば良いのか

「メンタル不調」と「ストレス過剰」を分けて考えよう

本項は「自分ではわかりにくいストレス過剰……コーヒーの飲み方が変わるのもサイン」、「『秘密組織に監視されている』と課長が突然おびえ始めた……何が起きた?」、「メンタル不調で受診、『精神科』と『心療内科』、『メンタルクリニック』、どう違う?」の3テーマから構成されています。「メンタル不調」に、どう気づくか、どこに相談や受診をすれば良いかを中心に、紹介しています。

ポイントは「メンタル不調」と「ストレス過剰状態」とを分けて考える方がわかりやすい。ストレスの程度は「コーヒーの飲み方が変わるのもサイン」に述べるように、嗜好品の増加やイラつく、不眠などで自ら気づけることが多いです。あるいは毎年、会社で行われるストレスチェックを受けることで対処できます。「高ストレス」判定の通知が気づきになり、希望すれば医師の面談が受けられます。

「メンタル不調」は周囲の気づきが大事

一方「メンタル不調による疾病」と身体の病気とが大きく異なるのは「自分は病気で苦痛が続き受診する」と気づけないことです。そのため家族や職場の人など、周りの人が気づいてあげるのが大事です。関係者が気づき、受診への流れを作ることが大切でしょう。

1

自分ではわかりにくいストレス過剰……
コーヒーの飲み方が変わるのもサイン

過剰なストレスへの気づき

「ストレスは人生のスパイス」と言われます。ストレス学説を提唱したハンス・セリエ博士の名言です。ストレスは過剰でも、なくても困るのです。適度に必要なのです。この項では過剰なストレスへの気づきを中心にお話しします。

気づきに有用なSOSサインは、1．嗜好品の増加、2．生活習慣が乱れる、3．心身が出すサイン：不眠や食欲不振、イライラ、感情的になるなど、4．買い物の増加やギャンブルにのめりこむなどの問題行動が増える、4点に集約されるでしょう。

今回の事例について

ストレスって、よく聞きますね。日常会話でもよく使われます。ストレスは過剰になると病気や不調の原因になります。ではサインに気づくのには、どうしたら良いのでしょうか。生活のリズムの乱れやイライラ、不眠などがありますが、一番わかりやすいのは嗜好品の増加。たばこの本数やお酒の量が増加。男性のサインかもしれません。一般的に考えれば甘いものを欲しがる。あるいはコーヒー・紅茶、炭酸飲料の飲む回数の増加でしょう。

仮に5杯以上なら、過剰ストレス状態です。そこからストレスコントロールが出発します。

事例説明

40歳の営業課長、コロナ禍で課員2名減員

木田太郎さん（仮名）は40歳、サービス関係会社の営業部第一課長（課員10人）です。不況で会社は「選択と集中」を目的に、リストラ（事業再編成）として不採算事業の統合と切

り捨てを始めています。ボーナスも以前は年間4、5か月でしたが、3か月に減少しています。

定年退職とリストラで一人ずつ、計2名の部下が減りました。仕事が増え、それぞれにしんどそうです。課長なので何とかしなければと思って、頑張ったため、時間外労働は月に100時間を超えた時もありました。頭をスッキリさせたいので、コーヒーを飲む回数が2回ほどだったのが5回に増えているようです。

帰宅してもくつろげません。なぜなら仕事の興奮が冷めやらず、頭がカリカリしているからです。しかも眠りも浅くなっています。

事例

趣味の仲間とバッタリ出会って

――険しい表情で帰宅する夫のことを妻も心配しています。先日、彼は久しぶりに趣味の仲間と偶然、出会いました。喫茶店で、しばし談笑。その時のやり取りです。

友人：久しぶりだな。囲碁の会、最近ご無沙汰だね。忙しいのか？

木田さん：すまん。ご多分にもれず、課員が減って残業続きだからな。
友人　：お前の会社もリストラか。わが社もそうだな。新型コロナ禍が続いているからだろう。疲れていないか？
木田さん：そんなこと、言っていられないよ。
友人　：わかる。でも元気がないようだし。ストレス、たまっていないかい？
木田さん：自分ではわからない……。

コーヒーの飲みすぎはストレス過剰

友人　：そうそう。今も、コーヒーを何杯も飲んでいるけど、好きなのはわかるが、いつもそんなに飲んでいるの？
木田さん：眠気覚ましもあって、1日4、5杯はね。
友人　：ずっとそうなの？
木田さん：前は2杯くらいかな。
友人　：2杯が5杯か。ガブ飲みっていう感じだね。ストレス過剰のサインかもしれないね。
木田さん：えっ、そうなの？

友人　：僕も1年前に課長に昇進した時、張り切って働いてね。頭をスカッとさせたいので、君と同じように5杯かな。胃腸を壊したよ。一番わかりやすいサインだ。

木田さん：ありがとう。気分転換に久しぶりに囲碁に行くか。

友人　：まず、ぐっすり眠ることだよ。僕もそうしたら胃腸は回復。もちろんコーヒーは減らしたよ。余裕ができたら囲碁をしようよ。

木田さん：わかった。そうだね。ありがとう。

事例解説1

ストレス過剰のサインは行動に表れる

ストレスが過剰になれば行動に表れるのです。具体例を表に示しました。たぶん心当たりがあるでしょう。自分で判断できるのは「嗜好《しこう》品の増加」。お酒の量やたばこの本数が増えます。コーヒーを1日2杯飲む人が、5杯になればサインが出ていると気づいてくださいね。

嗜好品の増加	お酒、たばこの本数、炭酸飲料、コーヒー、紅茶など
間食回数・量が増える	チョコレート、クッキー、ケーキ、おまんじゅうなど
生活の乱れ	起床や食事時間がまちまち、朝食を食べないなど
日々の行動	険しい表情、乱暴な言葉づかい、買い物が増えるなど

表　行動からわかる過剰ストレスのサイン

事例解説2

ライフイベントのストレス度

ストレスを生活上の出来事によって点数化した研究があります。「生活出来事法（ライフイベント法）」と言って、「結婚」のストレスを50として、「配偶者の死」や「仕事上のミス」など様々な出来事によるストレスを0〜100で数値化したものです。1960年代に米国の社会学者ホームズと内科医レイによって開発され、世界的に広く用いられています。我が国の厚生労働省の精神障害・労災認定基準の基本にある「心理的負荷表」にも活用されています。

ただ、この研究はアメリカ人を対象にしたものなので、ホームズらの考えを参考に私たちが日本の1630人の勤労者（勤労者ストレス）を対象に行った調査を元に著者らが日本版を作成しました。そのストレス上位20が左の上の表1（次頁）です。全勤労世代のトップは「配偶者の死」の83点で、次いで70点台が「会社の倒産」「親族の死」「離婚」と続きます。それよりやや低く、「夫婦の別居」は67点です。大切な人などを失う「対象喪失」が高ストレスであることがわかりますね。「多忙による心身の過労」が62点、「仕事上のミス」が61点、「会社の立て直し（リストラ）」が59点です。

順位	生活上の出来事	平均	40歳代
1	配偶者の死	83	80
2	会社の倒産	74	77
3	親族の死	73	72
4	離婚	72	70
5	夫婦の別居	67	67
6	全社を変わる	64	67
7	自分の病気やけが	62	63
8	多忙による心身の過労	62	62
9	300万円以上の借金	61	56
10	什事上のミス	61	64
11	転職	61	66
12	単身赴任	60	62
13	左遷	60	62
14	家族の健康や行動の大きな変化	59	61
15	会社の立て直し	59	66
16	友人の死	59	50
17	会社が吸収合併される	59	65
18	収入の減少	58	59
19	人事異動	58	62
20	労働条件の大きな変化	55	58

表1　勤労者のストレス点数(夏目らによる調査)
（0～100で点数化、高得点ほどストレス度が強い）

生活上の出来事	平均	40歳代
収入が減る	42	47
会社の立て直しがあった	59	66
収入が減少した	58	59
多忙による心身の過労	62	62
仕事のペースの増加	40	45
住宅ローンがある	47	49
課員が減る	42	47
趣味の時間が減る	37	35
合計	387	410

表2　木田さんのストレス点数の合計は

表の右側に今回の木田さんと同世代、40歳代の点数を示しました。全体の平均より40歳代で高くなるものが多いですが低いものもあります。

事例解説3　木田さんのストレスを点数化してみる

木田さんが最近1年間で体験した「生活上の出来事」を聞き取って、勤労世代平均と40歳代の点数を並べたのが前頁の表2です。ここには「結婚」の50よりもストレスの度合いが低い項目も含まれています。40歳代の数値で見ると、ストレス点数は410点。合計点数が300点以上になれば「過剰ストレス」と判断しています。

事例解説4　40歳代、仕事の変化はストレスの種

この表2で注目していただきたいのは、40歳代では「課員が減る」が平均より5点、「会社の立て直し（リストラ）があった」が7点、「仕事のペースの増加」が5点もそれぞれ高いことです。40歳代では、こうした仕事上の変化が強く響きます。一方で気分転換である「趣味の時間が減る」は平均より2点低く、相対的に影響は少ないのです。

事例解説5 嗜好品の増加は気づくきっかけ

木田さんは友人の経験を交えた親身なアドバイスを受け入れ、残業を減らし、休養を取るようにしました。その効果もあり、コーヒーの量も減ったのです。その1か月後に友人から誘われ、囲碁をしました。盤面に没頭することで、ラクになった自分が実感できたようです。

ストレスというのは、自分で気づきにくいものですが、「嗜好品の増加はストレス過剰のサイン」と頭に入れておくと、気づくきっかけになるでしょう。

マコトの一言

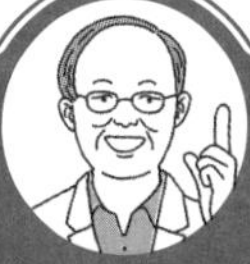

ストレスが多い、溜まっていると言いますが、多くの方が気づくサインを知りたいです！

1.嗜好品の増加、2.生活リズムの乱れ、3.イライラしやすく不眠、感情的になりやすいなどです。

2 「秘密組織に監視されている」と課長が突然おびえ始めた……何が起きた？

「病識」がない

症状が出現しても気づけない、「いわゆる病識（自分が病んでいるということが認識できる）がないか、乏しい」、該当する疾患に統合失調症や双極性障害があります。突然発生し、病気に支配される日々を送ります。症状はクスリによって半減か、消失できるから受診し治療を受けることが大切です。「病識」がないから、家族や職場、仲間などの気づきがポイントになります。

多くのケースでは家族や仲間同伴で受診しています。治療は休養加療になります。薬物療法がメインです。

今回の事例について

ある日、私が企業の産業精神科医をしている相談室に、40歳代で大企業の課長職の岡田さん（仮名）が妻とともに訪れました。以下が、そのやり取りです。

事例 私は集団で監視されている

岡田さん：（怒りを帯びた硬い表情で）先生、来たくなかったんですが、妻がどうしてもと言うから……。

妻　：よろしく、お願いいたします。（夫を心配そうに見つめながら）あなた、眠れていないし、おびえているような感じ。もう心配で、心配で。

――彼は憔悴《しょうすい》しきって、表情は硬く、目もうつろでした。確かにおびえています。

産業医　：岡田さん、何か不安か恐怖があるのでしょうか？

岡田さん：身近な人に、何回も何回も訴えてきたのです。誰も分かってくれないんです。

妻　：分かろうとはしているのよ。でも……。

産業医：どんなことでしょうか？

岡田さん：（おびえ切った態度で）私を監視している集団がいる。彼らが私を陥れようと策動しているんだ。妻も分かってくれないんだ。

妻　：あなたがつらい思いをしているのは、分かるんだけど。でも、理解できないのよ。

産業医：岡田さん、監視されているの？　いつ頃からかな？

最初は錯覚と思ったが……

岡田さん：3か月前に、急に気づきました。最初は錯覚と思っていましたが、見ることが出来たんですよ。

産業医：急に？

岡田さん：突然！　それまでは何もなく、仕事もそれなりに順調で。

妻　：夫は、急に変わってしまいました。理解しようと何回も聞きました。

大変なことが起こっていると驚きました。ひょっとしたら認知症の前触れではないかと、思ったりしました。

産業医：会社の人は、どう言っています。

岡田さん：最初は理解してくれましたが、そんなことはないと言うばかりで、分かってくれないんですよ。

産業医：会社も理解できていない？

岡田さん：何回も、部長などに説明したのですが、君の訴えは理解できないと。

妻：会社から連絡があって行きました。

産業医：会社での話し合いの内容を教えていただけませんか？

尾行され、隠しカメラも

――会社の話し合いを再現します。

部長：部長の佐々木（仮名）です。急に、お呼びだてして、申し訳ないです。

次長：上司の井沢（仮名）ですが、ご主人が3か月前から、急に人が変わったようになり、戸惑っています。

人事課長：人事課長の中田（仮名）です。家庭では、どんな状態かを知りたいのでお話をおうかがいしたいと思っています。
岡田さん：何回説明してもわかってくれないんだ。
妻　：皆さんが言われるように、急に変わってしまったんです。理解しようとしても、分からないことばかりで。会社でも事情をおうかがいしたいと思っていたところです。
部長　：そうですか。「会社での彼」と「家での彼」と同じなんですね。
妻　：そうです。ＭＫ集団から尾行され監視され、脅迫されている。隠しカメラやビデオも使っている、と繰り返しています。
次長　：ＭＫ組織って、彼が何回も言うので。我々も海外支店などと連絡を取って調べましたが、「そのようなものはない」というのが結論です。
岡田さん：（遮るように大声で）秘密組織だ、俺にだけわかるんだ。
部長　：あり得ないんですよ。
岡田さん：違う、わからないんですか？　どうして、皆、わかってくれないんだ。
（恐怖に震えながら泣き出す）病気ではないんだ。
部長　：警備会社に頼み、そのような機器類がないかどうか、数日がかりで調べてもらいましたが、何もないという返事でした。

——このようなやり取りが30分くらい続き、堂々巡りになっています。部長と人事課長は妻を別室に呼んで、話し合いの場を持ちました。

「疲れ、眠れていないから相談に」

人事課長：奥さん、いろんな手立てをつくしても、彼が訴える事実はありませんでした。しばらく様子を見ましたが、変わらないので、我々も困り果てて、産業医の先生に相談しました。先生は「彼の言動や行動から考えると妄想ではないかと思います。専門医の診療が望ましいです」と推定されました。

妻：妄想って？

部長：産業医は「『心の病気』を発症している人に妄想は出現する。非現実的、例えば襲われ、危害を加えられるといった訴えです。本人は事実だと強く確信しているのが特徴です」と説明してくれました。

妻：夫は病気なのですか？

部長：あくまでも推定です。幸い、会社に精神科の先生が週に1回来ますので、奥さんが同伴し受診させてください。

妻　：そうします

部長　：産業医が受診のコツとして、「病気だから診察を受けましょう」と言わないように。「あなた、疲れていて、夜も眠っていないから、眠れるように、相談しましょう」と夫に説明し、受診できるように工夫してくださいね。

妻　：分かりました。

――面談に戻ります。

妻　：このような経緯があり相談に来たわけです。夫を信じたいのですが、客観的には、ありえない内容なので。

産業医　：分かります

岡田さん：先生、誰も私の恐怖を分かってくれないんだ。こんなに苦しんでいるのに。怖い、怖い、怖いんだ……

産業医　：岡田さん、不安や恐怖はわかります。ただ、今は眠れるようにしましょう。

事例解説 妄想に効く薬がある

彼を診察して分かったのは、産業医が示唆したように、現実から逸脱した妄想があることです。「被害妄想（危害を加えられる）」「関係妄想（まったく関係ない人が危害などを加える）」「追跡妄想（尾行など、探られている）」の三つがありました。

症状から診断すると、統合失調症という病気です。この病気は若いころに発症することが多いのですが、30・40歳代になって発症する「妄想型」というタイプがあり、本人の変化に周囲は戸惑ってしまいます。この病気では、「自分が病気である」という事実に気づけない人が多いので、専門医に受診させるのに困難を伴います。事例では、「会社と家族の連携」や「眠っていないから、眠れるようにするために、相談に行きましょう」といった働きかけで受診に結びつけました。

妄想には抗精神病薬（精神病に伴う症状を抑える薬）が効きます。眠れるように睡眠導入剤も、いっしょに投与し様子を見ました。2か月後には妄想の大部分が消えました。岡田さんは「急に世界が変わった。恐怖が消えた」、「私に脅威を与えた、あれは何だったんだ」と、不思議そうに語っていました。

若いころに統合失調症を発症すると、働き続けることなどが難しくなることが多いのですが、人格が成熟してから発症の妄想型は、薬を使って妄想などの症状を抑えれば、そのまま定年まで勤め上げることができます。そういう患者さんを何人も診てきました。この男性も治療3か月後に、産業医の検診を受け、職場に復帰しました。

マコトの一言

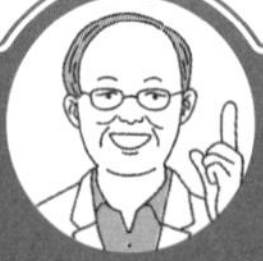

妄想、話す人にとっては真実。病気と気づけない人にはどうすれば良いの？

「疲れているよ。専門家に相談しよう」「眠っていないから、眠れるように」の言葉で受診に結びつけよう

3

メンタル不調で受診、「精神科」と「心療内科」、「メンタルクリニック」、どう違う？

開業精神科医は「心療内科」を標ぼう

「『メンタル不調』に気づいたとき、どこに受診をすれば良いのでしょうか？」と戸惑う人が多いようです。なぜなら内科の様に、あまり知られていないからです。担当する精神科医は1万6000名近くいます。多くは学会や専門医機構が認定する「精神科専門医」です。標榜する科目としては病院では精神科、神経科、メンタル科などが多いです。一方、開業している精神科医の多くは「心療内科」を掲げています。なぜそうなるのかと言えば、精神科だと受診をためらう人が多いから。それを最初に標榜しています。

精神科受診をためらうのは、精神病への偏見と差別の歴史があるからでしょう。

勤務しながら受診⇓夜間や土曜診療

足の便が良いところに受診するのが多いようです。多くの人がクリニック受診です。なぜなら同じ医師に継続して診察を受けられ、夜間や土曜日診療を行っているからです。会社を休まなくても、終業後に受診できますから。あるいは生活保護や通院公費負担制度（本人負担が多くは1割）を利用しやすいからです。

事例説明　受診先がわからない

45歳の証券会社課長の稲沢太郎さん（仮名）は、3週間くらい前から午前4時ごろに目覚めて、その後眠れない「早朝覚醒」が続いています。そのうえ気分が落ち込み、仕事への意欲も低下しています。かかりつけの内科クリニックを受診しましたが、からだの病気はありません。心配した妻は「うつ病かもしれないので、専門医を受診したらどうか」と勧めたのです。

受診先を調べるため二人でネット検索をしたら、「精神科」や「心療内科」、「メンタルクリニック」などの診療科名が出てきます。精神科と心療内科はどう違うのか。メンタルクリニックと精神科は？　どの診療科を受診したらよいのか悩んでいました。そこで、会社の精神科産業医である、私の所に相談に来ました。

事例 **心療内科は、体の病気を心からも診る内科**

産業医　：どこを受診したらよいかという相談ですね？
稲沢さん：そうです。ネットで探していますが、心療内科と精神科ってどう違うのですか？
産業医　：実は、難しい質問ですよ。医学と臨床に分けて説明しないと、わかりにくいでしょう。
稲沢さん：えっ、そういう難しい話なんですか？
産業医　：そうです。まず、医学の点から説明します。精神科を標榜《ひょうぼう》する医師を精神科医と言います。うつ病やパニック障害など心や精神を診て、対応する医師です。
稲沢さん：わかります。

産業医　：心療内科を標榜する医師は本来内科医です。体の病気の発症や慢性化にストレスが影響する病気を「心身症」と呼びます。例えば慢性気管支ぜんそくもその一つで、体と心の両面から対応するのです。心身症を取り扱うのが心療内科医です。

稲沢さん：ぜんそくというと体の病気のイメージですね。

産業医　：そうですが、ストレスの影響も大きいです。

稲沢さん：そうなると、うつ病とか心の病気の診断治療は精神科ですね。

産業医　：医学では、その通りです。

精神科医が「心療内科」の看板を掲げる場合が多い

稲沢さん：臨床の場では、違うのですか？

産業医　：診療所を開業するとき、医院の看板に書く標榜科目は国が定めた診療名から自由に選ぶことができます。実は精神科医が開業する時、最初に「精神科」と書くことは少ないようです。産業医が見るところ、3分の2くらいは「心療内科」と書いてあります。

稲沢さん：精神科医なのに心療内科ですか？

産業医　：そうです。

稲沢さん：なぜですか？

産業医　：不思議に思うでしょうね。

稲沢さん：開業する精神科の先生は、どう考えていますか？

「心療内科」の方が行きやすい？

産業医　：稲沢さんのような疑問を持つ方が多いので、フリップを作っています。それを見ながら説明をしましょう。

稲沢さん：このフリップですね。

産業医　：精神科を看板にすると患者さんが来にくいからです。偏見と言えるんですが、精神科受診は受診のハードルが高いようです。心療内科ならば「産業医に内科にかかっています」と言えますから。

稲沢さん：そうか。精神科を受診していますと言うよりは、内科の方が言いやす

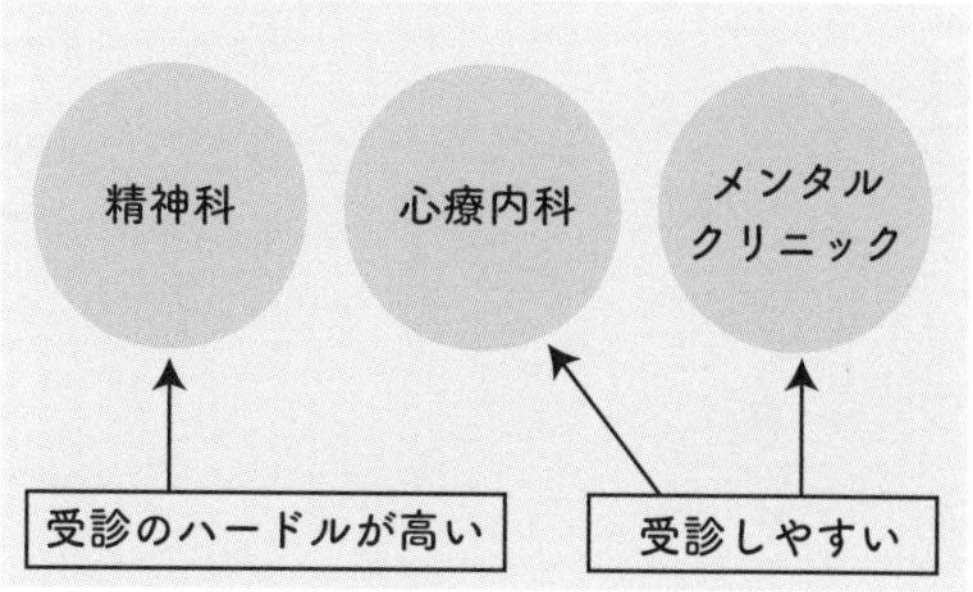

図　メンタル不調がある場合、どこへ行けばよい？

い感じがするかもしれません。

産業医：そうそう。気分が落ち込んでイライラしてしんどい時に言いたくないでしょうから。

稲沢さん：つい、「どこを受診しているか」を聞いてしまうかもしれませんね。

産業医：受診は基本的人権に関することですから、職場関係者は聞かないでくださいね。

「メンタル科」は標榜科ではない

稲沢さん：心療内科では心身症のみ対応をしているのでしょうか？

産業医：精神科医も「心療内科」と看板に書いているわけですから、うつ病の治療もしている先生は多いです。

稲沢さん：わかりにくいですね。

産業医：そうです。

稲沢さん：ネットや電話帳や看板を見ると、「メンタルクリニック」と書いてあるところもありますね

産業医：「メンタル」という標榜科はありません。ただの呼称です。先ほど、お話し

したように、精神科というと受診のハードルが上がります。しかし心療内科は専門外と考える精神科医は「メンタルクリニック」としている場合もあります。

稲沢さん：メンタルクリニックの方が、何となく行きやすいイメージです

産業医：そうですね。

会社近くが良いか、離れた所か……？

稲沢さん：もう一つ悩んでいるのが場所です。会社の近くにあるクリニックか、離れた場所が良いかです。

産業医：わかります、ほかの方も悩まれています。

稲沢さん：遠くがいいなぁ。同僚や上司などと会うことがないだろうから。職場の人には知られたくないので。

産業医：わかります。

稲沢さん：かといって、あまり離れた所は通いづらいですから。

産業医：自宅近くは避けたいですか？

稲沢さん：そうですね。

産業医：多くの人は会社と自宅の中間くらいに行く人が多いようです。

稲沢さん：そうします。

産業医　：では、ご希望のクリニック宛てに紹介状を書きます。これを持って、受診してくださいね。

事例解説　目安のヒントに

事例のように「心の不調」を疑った時も、まず体の病気の有無を考え、かかりつけなど一般内科の医師を受診することが多いようです。不眠で睡眠薬を出してもらうこともあるでしょう。心の不調が強く疑われて、受診しようと考えた時、かかりつけ医の紹介や心当たりがない場合は、電話帳やネットで探します。ホームページなどを見ますと、「精神科」「神経科」「心療内科」「メンタルクリニック」など、様々な表記が出てきて迷います。看板はそれぞれですが、心の不調は、やはり精神科医に相談していただきたいと思います。

マコトの一言

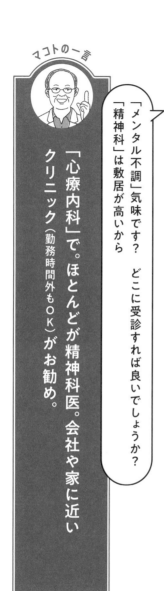

「メンタル不調」気味です？　どこに受診すれば良いでしょうか？
「精神科」は敷居が高いから

「心療内科」で。ほとんどが精神科医。会社や家に近いクリニック（勤務時間外もＯＫ）がお勧め。

第2章

なぜ
メンタル不調に
なるのか

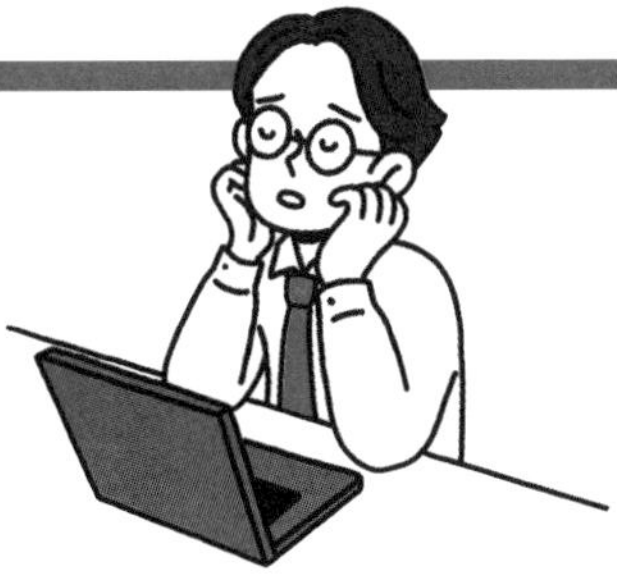

1 働く人のストレス度は

全体から見れば

いろいろな事例を見てきましたが、そもそもなぜメンタル不調になるのか、ということを考えていきたいと思います。

働く人は、どのようなストレスに遭遇し、その強さはどのくらいなのでしょうか？

表1（次頁）は129頁でも紹介した表で、著者らによる働く人のストレスの程度を点数にしたものですが、改めて見ていきます。ここではさらに詳しく30〜50歳代の各世代の点数も載せています。

1位は「配偶者の死」、次いで「会社の倒産」です。実感できますね。

「対象喪失」と言われる、〝大事な人を亡くす・別れる〟の項目が多い。上位20のうち、職場ストレスが最も多く12項目、次いで家族ストレスが5項目です。職場では「会社を変

順位	生活上の出来事	平均	30歳代	40歳代	50歳代
1	配偶者の死	83	84	80	78
2	会社の倒産	74	75	77	78
3	親族の死	73	77	72	73
4	離 婚	72	71	70	67
5	夫婦の別居	67	70	67	68
6	会社を変わる	64	66	67	70
7	自分の病気や怪我	62	64	63	65
8	多忙による心身の過労	62	64	62	59
9	300万円以上の借金	61	59	56	59
10	仕事上のミス	61	61	64	66
11	転 職	61	65	66	64
12	単身赴任	60	61	62	61
13	左遷	60	62	62	64
14	家族の健康や行動の大きな変化	59	63	61	59
15	会社の建て直し	59	61	66	64
16	友人の死	59	55	50	50
17	会社が吸収合併される	59	61	65	66
18	収入の減少	58	61	59	60
19	人事異動	58	61	62	59
20	労働条件の大きな変化	55	56	58	54

表1　勤労者のストレス点数（夏目らによる調査）
（0～100に点数化、1630名を対象に、高得点ほどストレス度が強い）

わる」や「多忙による心身の過労」、「仕事上のミス」、「転職」、「単身赴任」などです。家族では「親族の死」、「離婚」、「夫婦の別居」が高得点を示しています。

1 職場ストレスは

トップはパワハラ

最近の職場ストレス度はどうでしょうか？　私が主任研究員をしました厚生労働省・産業精神保健学会委託研究を紹介します。全国1万4６２名の勤労者を対象に点数法を用いて行ったストレス点数のランキングの結果を、表２に示しました。全平均と本書と関係がある30歳代、40歳代、50歳代の得点です。

トップは「ひどい嫌がらせ、いじめ、又は暴行を受けた」７・１点で、パワハラです。唯一７点台です。以下「退職を強要された」、「左遷された」、「１か月に１４０時間以上の時間外労働（休日労働を含む）を行った」。過重労働は4位が６・３点で、９位、14位の３項目もあり、強い職場ストレスになっているのがわかります。

順位	生活上の出来事	全体	頻度(%)	40代	50代	60代
1位	ひどい嫌がらせ、いじめ、又は暴行を受けた	7.1	5.9	7.3	7.2	6.9
2位	退職を強要された	6.5	1.8	7	6.6	6.6
3位	左遷された	6.3	2.7	6.8	6.5	6.6
4位	1か月に140時間以上の時間外労働(休日労働を含む)を行った	6.3	4	6.7	6.4	6.3
5位	交通事故(重大な人身事故、重大事故)を起こした	6.3	4.7	6.7	6.4	6.3
6位	上司とのトラブルがあった	6.2	13.7	6.6	6.4	6.1
7位	重度の病気やケガをした	6.2	11.6	6.6	6.4	6
8位	訴訟を起こした、起こされた	6.1	1.2	6.5	6.3	5.9
9位	1か月に120時間以上、140時間未満の時間外労働(休日労働を含む)を行った	6.1	5.3	6.4	6.1	5.8
10位	会社で起きた事故(事件)について責任を問われた	6	4.5	6.4	6.1	5.8
11位	達成困難なノルマが課された	5.9	18.7	6.3	6	5.8
12位	労働災害(重大な人身事故、重大事故)の発生に直接関与した	5.8	2.9	6.3	5.8	5.8
13位	会社の経営に影響するなどの重大な仕事上のミスをした	5.8	3.6	6.2	5.7	5.8
14位	1か月に100時間以上、120時間未満の時間外労働(休日労働を含む)を行った	5.8	8.5	6	5.7	5.6
15位	悲惨な事故や災害の体験(目撃)をした	5.8	9.2	6	5.6	5.5
16位	違法行為を強要された	5.7	2.1	5.9	5.6	5.5
17位	同僚とのトラブルがあった	5.7	10.1	5.9	5.6	5.4
18位	非正規社員であるとの理由等により、仕事上の差別、不利益取り扱いを受けた	5.6	2	5.9	5.5	5.4
19位	セクシュアルハラスメントを受けた	5.6	2.7	5.7	5.5	5.3
20位	顧客や取引先から無理な注文を受けた	5.5	19.9	5.7	5.4	5.2

表2　委託研究による勤労者のストレス点数(10点満点)

年代別に検討すれば40歳代が、いずれの項目も高得点です。この年代の職場ストレスが強度になっていることがわかりました。

2 ライフサイクルの視点から

　ここで言うライフサイクルは、人生におけるもの。内容が多岐にわたり、かつ個人差が大きいので、簡単に説明します。

　辞書では「人間の一生をいくつかの過程に分けたもの」、あるいは発達理論から言えば精神分析学のエリクソン博士は「乳児期、幼児期初期、幼児後期、学童期、青年期、成人期、壮年期、老年」期の8段階があると提唱しています。彼は、それぞれの時期の年齢と「主な関係」を挙げています。成人期は（20〜39歳で、友達とパートナー）、壮年期は（40〜64歳、家族と同僚）です。

1 中高年者は「喪失と不調の時期」か？

人生を「峠」に見立てると

人生を「峠」とみなす意見や学説があります。それに基づき図で示したのが図1です。図から明らかなように40歳頃までは上っていく時で「獲得・好調の時代」と言われています。すなわち15~40歳前後くらいまでは就学、就職や結婚、子どもの出産、仕事スキルの修得、役職につく、マイホーム購入など、さまざまなものが獲得できます。心身も若いから体力的にも無理がきくし、エネルギーがあり、全体的に好調な時です。

これに対し中高年期は「喪失・不調の時期」と言われています。心身のエネルギーが減り、予備能力も低下傾向にあり、心身の不調や病気（健康の喪失）をしやすくなります。また、親しい人や親の死、子どもが巣立っていくなど、大切な人やものなどをなくしていく

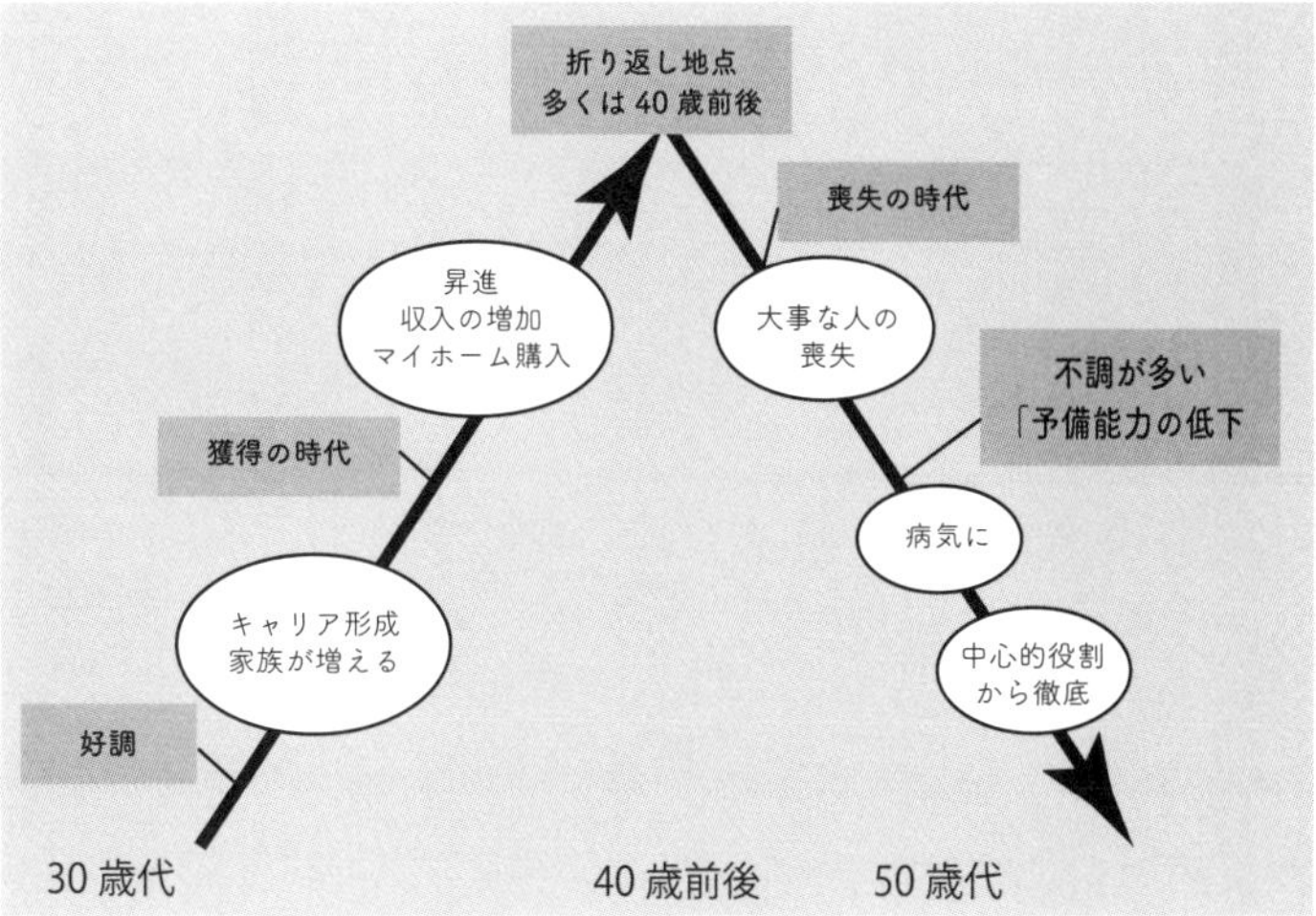

図1　人生を「峠」に例えれば（諸学説を中心に著者が図式化）

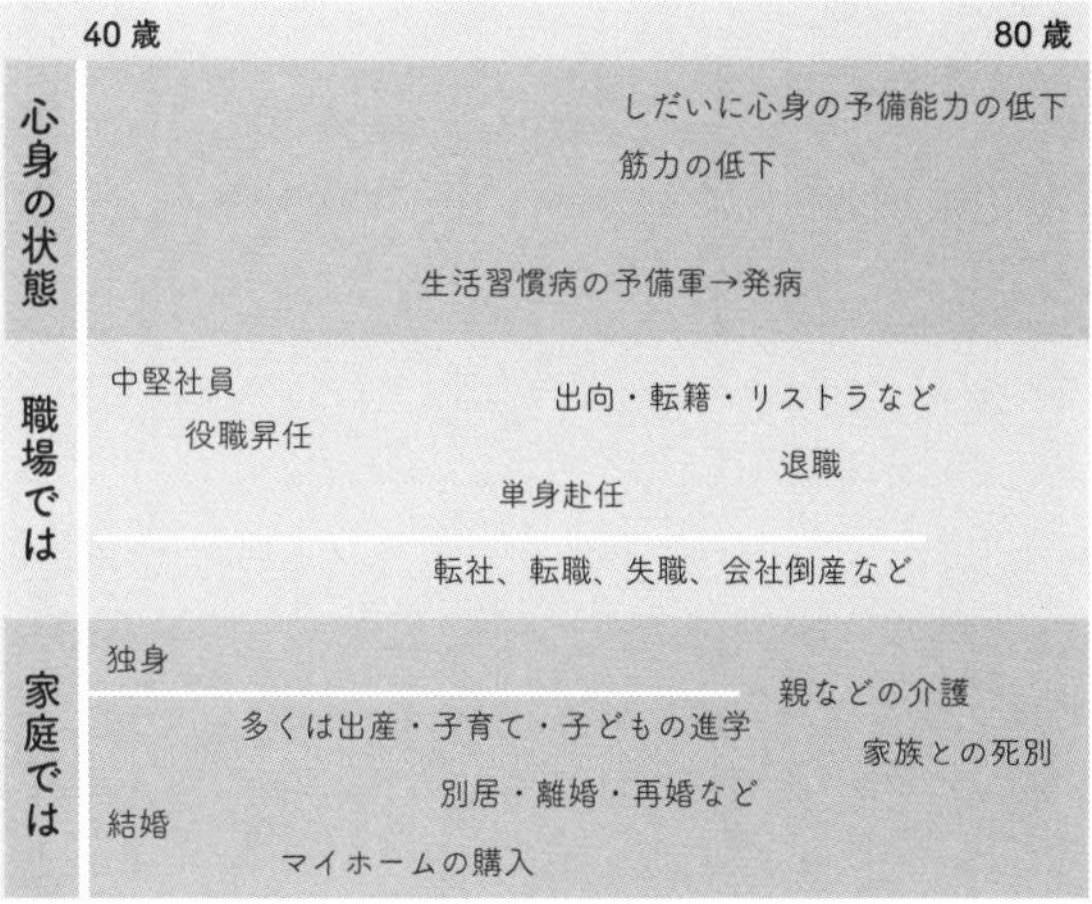

図2　中高年社員のライフサイクルと出来事

「喪失体験」が多い時期です。もちろん個人差は大きいでしょうが、大まかに語ればこのようになります。

職場・家族のライフサイクルは

図2（前頁）に40歳から65歳までに、職場や家族、心身に生じやすい出来事を簡単にまとめました。

2 職場のライフサイクルは

ライフサイクルの過程

就活を経て、就職し中堅社員を経て、役職昇進、出向・転籍・リストラ対象、退職までの過程です。

①中堅社員期（中核の時代）

職場で中核になって働ける時期です。入社して6～10年目当たりから昇進期までを言います。仕事の実績を積み重ね職場の中心になって働ける時期です。まだ若いのでエネルギーがあり、人生で一番頑張れる時期でしょう。

②役職昇進期（上昇期）

ポストが上昇し頑張りが要請される時期です。係長や課長、部長、経営者などと段階的に昇進します。仕事を含め、会社における役割が大きく変化する時期です。職務も課や部をまとめ、対外折衝をする、業績を上げる、部下の指導や相談に乗る、会議への出席など多彩です。

③出向・転籍・役職定年・リストラ対象期（たそがれの時期）

上昇期を過ぎると、「たそがれ時」になります。かなりの人が関連企業に出向し籍も移す（転籍）時期です。かつ高年者を対象にしたリストラが増えています。

リストラとは会社が行う事業再編成です。それは伸びる事業を選択し、そこに人やモノ、予算を集中させる。稼げない部門は売却するなどが実態のようです。

対象者にとっては、今まで歩んできた道から外れていく時期とも言えるかもしれません。役割が大きく変化するので、強いストレスになります。また、55歳以上になれば「役職定年（部長や課長などの役職を外れる）」を迎えます。役職がなくなるのは大きなショックですが、定年後の人生を検討できる時間になります。

3 家族のライフサイクルは

家族生活の大きなテーマは結婚です。結婚を選択しない（独身）のままいく人が若者を中心に増えています。結婚した場合、上手くいかなければ離婚や家族内別居になるでしょう。再婚する人も増えています。

多くの家族では出産、育児、子育て、子どもの進学が大きな出来事です。1900年代は専業主婦が多かったので、家事・育児を担っていたのです。しかし女性の職場進出が男性並みになった昨今、家事・育児の分担は夫婦の大きなテーマになっています。

さらには経済面では数千万円以上の費用を要するマイホーム購入が大きな課題になります。遠方に家を購入すれば、通勤に1時間半くらいの時間を要し、心身の負担になるのです。子どもの教育費とともに大きな負担になっていきます。

4 心身の状況は

40歳を過ぎれば若い時に比べ、心身の予備能力が低下していきます。無理が効かなくなるのです。また糖尿病や高血圧症、動脈硬化症などの生活習慣病の予備軍になる人が多く、年齢が行けば発生する人も増えていきます。さらには50歳頃から筋力低下が起こり進行していきます。

3 なぜ「メンタル不調」や過剰ストレスに？

4要因と、その相互作用

なぜ、「メンタル不調」などになるのでしょうか。簡単にまとめますと「社会要因」や「職場要因」、「個人要因」、「家族要因」、の4要因が発生に関与。それらの関係性・相互作用を次頁図3（図4は例）に示しました。人は社会で生活し（「社会要因」）、その中に国や企業（職場要因）、個人・家族（個人要因、家族要因）があるのです。

現代社会は「社会要因」の変化が激しい。人口が増加し、産業が高度に発展している先進国と中進国、産業の発展途上国があるが、日本のように人口が減少している国もあります。デジタル化が急速に進み、IT機器などがどんどん進化しています。「職場要因」には企業へ就職や退職、転勤、配置転換、昇進や降格、リストラ（事業の再編成）などがあります。「個人要因」には性格や行動パターン、病気への脆弱性（素因）、価値観、認知の仕方などがあり、「家族要因」では親や配偶者、子ども、親族などが関与しています。

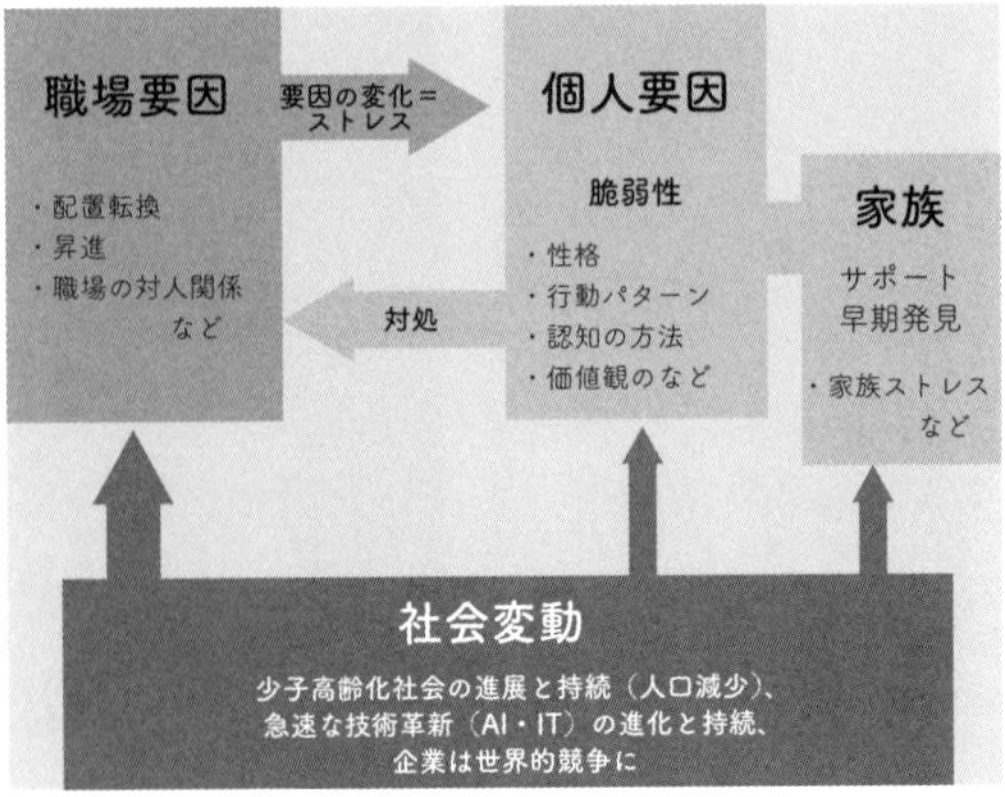

図3　しんどくなる要因と相互関係は

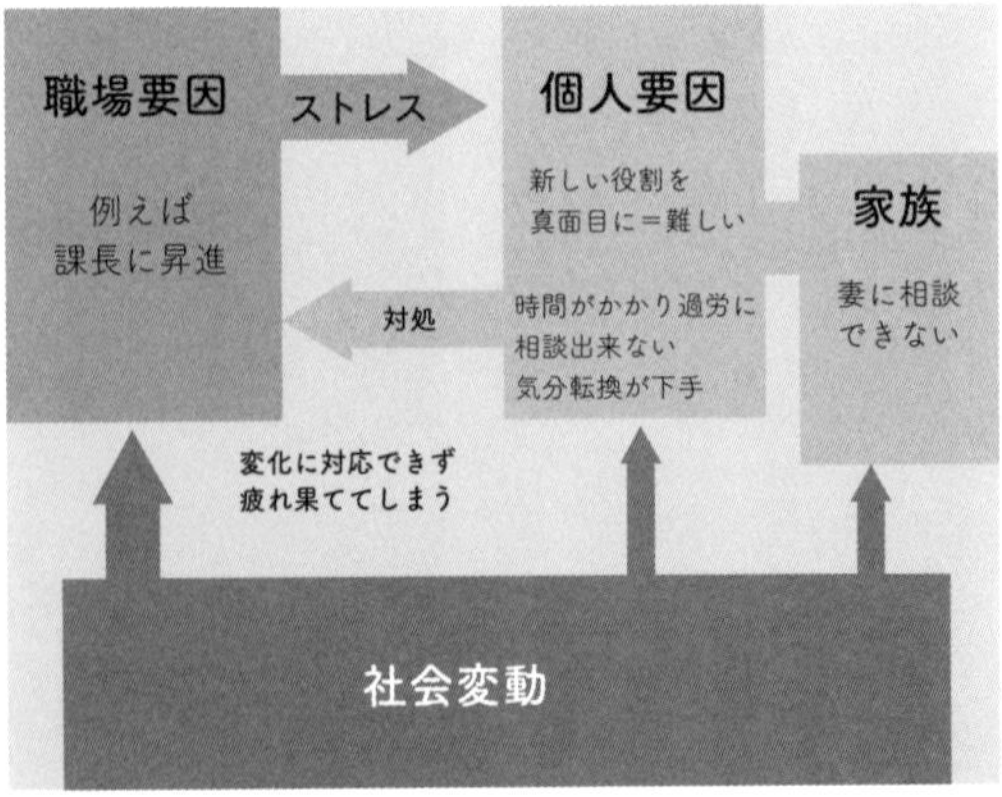

図4　なぜ、そうなるのか。ある人の例

1 社会変動は

サービス業が7割以上

「社会要因」を精神医学では「社会変動」と呼びます。社会が変化していくことを指します。農林漁業などの第1次産業から、モノづくりの製造業（工業化）へ移行し、現在は第3次産業と言われるサービス業が全盛で、7割近くを占めています。

日本でも少子高齢化が進み、人口が減少しています。またIT・デジタルの普及ですが乗り遅れ気味です。あるいはグローバル社会（世界が一つにつながり、大きな市場になる）になり企業競争は国内だけでなく、世界的になっています。多くの有力企業が海外市場で活躍中か、目指しています。

2 職場要因は

年功序列から若者重視へ

社会変動をモロにうけるのは企業・会社です。日本では多くの会社で――終身雇用・年功序列、新卒一括採用、ジョブ・ローテーション（様々な仕事を経験するために配置転換を行う）、労使協調である企業内労働組合がセット――になって運営されてきました。

社会変動で会社運営も年功序列から能力主義に、ジョブ・ローテーションからジョブ型雇用（仕事内容が変わらずに働く）になり、かつ中途採用も増えてきました。年功序列で大事にされた中高年者が、若者重視で、だんだんとツライ状態になっています。

3 個人要因は

さまざまな要因がある

トップに挙げられるのは、病気やストレスへの脆弱性です。〝病気へのモロさ〟と言われています。

次に真面目、几帳面、要求水準が高い、神経質、おおざっぱ、などの性格（上記の脆弱性も関与）や行動パターン（競争的で急ぎながらする、気持ちを抑えるなど）、認知の方法（見方や理解の仕方）、価値観（会社・仕事、家族、楽しみごとを優先）などが関与します。

これらを踏まえた上で、次章からまた事例に戻りましょう。

第3章

中年期の働く人と家族のメンタルヘルス

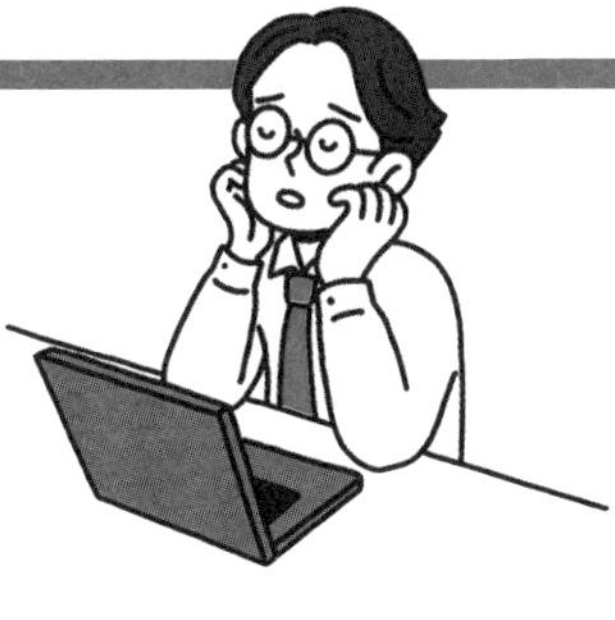

1 最近の動向は

会社人生の"たそがれ期"

中年期、働く人にとって会社生活の後半に入ります。とくに50歳代後半にもなると、「たそがれ期」になります。下り坂の生活として挙げられるのは、まずは関連企業への出向です。以前ならばかなりの比率で会社に戻れる人がいましたが、現在は「片道切符」と言われ、「会社の籍」も出向先の会社に移す（転籍）ことが多いようです。なじみのない別会社で、違った人間関係の中で働かなければならないので強いストレスになります。

また「50歳代後半」から「役職定年制」を設ける企業の比率が4～5割に達し、増加傾向にあるようです。収入が一気に3割くらい減り、部長・局長などの役職を外し、平社員と同様の立場になります。仕事内容は、一応は管理職にふさわしい内容と言われているのですが、実態は？？です。サラリーマン人生のたそがれ期を迎え、事実上の終わりを告げられた気分になる人が多いようです。

さらに「失われた30年」と言われる、我が国の経済不況を反映した事業の再編成（リストラクチャリング、リストラとする）の増加が挙げられます。増えているのが40歳代後半から59歳くらいまでを対象にした「希望退職者募集」です。面談内容もあくまでも希望退職としつつも「会社に残っても、あなたの仕事はないから」、「割増し退職金を支給しますから、新たにやり直しを検討してください」などの面談を繰り返すシビアなものです。

女性の管理職者は増加

明るい話題は女性活用で、部課長や局長に昇進する女性が増加してきている点です。役員に登用される女性も少数ですが出てきています。

1 ワーク・ライフ・バランスの実現には、企業幹部の若返りが必要か

「ワーク・ライフ・バランス憲章」

内閣府男女共同参画局が提唱している「仕事と生活の調和（ワーク・ライフ・バランス）憲章」の中で、次のように述べられています。

〝誰もがやりがいや充実感を感じながら働き、仕事上の責任を果たす一方で、子育て・介護の時間や、家庭、地域、自己啓発等にかかる個人の時間を持てる健康で豊かな生活ができるよう、今こそ、社会全体で仕事と生活の双方の調和の実現を希求していかなければならない。〟つまり、「仕事にやりがいを見出しながら社会の一員として働く時間」と、「子育てや介護、自身を高めるために必要なプライベートな時間」のどちらも充実した生き方

を実現することが、「ワーク・ライフ・バランス」の意味であり目的となります。

理念先行で、現実は??

理念、あるいは目標が書かれています。もっともなことですが、現実にはバランスを取るのは難しい。理念先行でしょう。

実際、職場では「ライフ」を充実したい若者と、「ワーク」、つまり会社が好きなおじさんとの価値観のギャップが目立ちます。例えば、よく見られる光景として、子どもが入浴する時間までに帰りたい若者と、仕事を優先し残業を続けるおじさんの違いです。それぞれの言い分があり、意見一致は難しいようです。

今回の事例について

高ストレスの社員と面談した時に、ある時、若手男性社員から言われた言葉がとても印象に残りました。「先生、やはり子どもの入浴くらいは父親としてしたいですよ。大切なスキンシップですから」。それから小さいお子さんがいる社員と面談する時には、折にふれ「子どもさんと入浴されていますか」と尋ねています。男性がどの程度子育てにかかわっているのか、「ワーク・ライフ・バランス」の実践度合いを測る時の参考の一つになるからです。

事例 プロジェクトチームに抜擢されたが……

ストレスチェックで「高ストレス」と判断され、産業医面談を希望して訪れたのは企画部員で32歳の大仲次郎さん（仮名）です。彼の会社では事業再編の一環として、役員会で決まった新規事業をプロジェクトチームで取り組むことになりました。彼はそのメンバーに抜擢《ばってき》されました。チームリーダーは取締役開発部長の白木浩さん（仮名）です。

チームは彼以外に、営業や経理なども含め13人の混成部隊。1年で結果を出すよう厳しく求められていて、メンバーは仕事を家に持ちかえり、休日出勤もする状態です。大仲さんの時間外労働は月100時間超えでした。大仲さんには疑問がふつふつと湧いてきます。「こんな疲弊してしまう働き方はおかしい。みんな家庭はどうなっているのだろう」。メンバーである営業課長に、「働きすぎではないでしょうか？」と相談したら、「社にとって重要なプロジェクトだから、そんなことを言っている場合じゃない」と言い返されました。

「子どもを風呂に入れるため早く帰りたい」と声を上げた

共働きの妻とは家庭内の仕事の役割分担をしています。こんな状態が続いては、家庭での役割を果たすことができません。妻の表情も険しくなっています。大仲さんは思い切って、プロジェクトリーダーの白木部長に「子どもを入浴させる8時半までに帰宅したい」と相談したのです。すると、「君は仲間の働く姿が見えないのか。みんな11時ごろまで残業しているぞ」とムッとした表情で反論され、受け止めてもらえませんでした。大仲さんはここで引き下がるわけにはいきません。勇気を出して、「小さい子どもがいて、妻も正社員として働いているので、なんとかご了解いただけないでしょうか」と食い下がりました。

白木部長は「家庭の事情もあるとは思う。でも、今が大事な時だ。奥さんに理解してもらってくれ」と逆に説得されました。それでも覚悟を決めた大仲さんは引き下がりません。「若手はこの働き方に疑問を持っています。『ワーク・ライフ・バランスが大事だ』と話し合っています。ご理解いただけないでしょうか」と反論すると、そこで白木部長も折れました。「わかった。でも、週に2回までにしてくれ」と言われ、さらに粘って3日になりました。

「ワーク・ライフ・バランス」は会社も進めている

産業医面談時に、「先生、会社の言う『ワーク・ライフ・バランス』は掛け声だけですよ。年輩の幹部社員は会社人間なんですよ」と話し始めました。そこで私は「勇気を出して、出勤日の中で3日間は早く帰れるようにしたのはすごいことですね」と評価したのです。彼は「誰かが言わないと、変わらないと思いました」と語りました。

私は「上司に与える印象とか、その後の処遇のことを考えると、なかなかこういうことは言いにくいですよね。そこはどう考えたのですか」と尋ねました。彼は「やはり悩みました。ただ、『ワーク・ライフ・バランス』は建前かもしれませんが、会社も進めていることですし、こんな働き方を続けていては、家庭が壊れてしまいます。ですから上司に言うことは妻に相談して決めました」。

大仲さんは、白木部長にどのように話をするか、妻を相手に練習をした上で臨んだそうです。おかげで腰が引けることなく自分の意見を言えました。

事例解説1　年輩の役職者の価値観が仕事を決める

私が精神科産業医としてかかわっている大企業では、多くが「ワーク・ライフ・バランス」の推進を掲げています。それでもストレスを抱えた社員の相談を受けていると、現実には、バランスを欠いた仕事一辺倒の職場の話をよく聞きます。その度に思うのは、役職のある年輩者の価値観やライフスタイルが企業の働き方を決めている現実です。

年功序列を維持する企業が多く、年かさの部課長・経営層が実際の働き方について決定権を持っています。その世代には、配偶者が専業主婦という人も多いので、家事・育児は妻任せでやってきたことでしょう。大手だからこそ、変化に鈍感か無意識的に変化に抵抗感を持つ人もいると思います。さらに私の印象を付け加えれば、体育会系で上の言うことには従順な精神論・根性論者が多いようにも思えます。

事例解説2 おじさん世代が仕事のやり方を変えるのは難しい

私は企業経営の素人ですが、思い切って能力がありチャレンジ精神がある若手に権限を委譲させてはどうかと思います。おじさん世代は自分がなじんできた仕事や生活習慣を変えるのは難しいものです。時代の変化に対して、無意識の抵抗感情も働きがちです。家庭での役割分担が当たり前の世代がリーダーシップをとれば、気心が知れた部下には「忙しいけど、お子さんを風呂に入れてあげる時間はある?」と上司の側から気にかける雰囲気ができるかもしれません。

ワーク・ライフ・バランスの実現は、労働生産性の向上にも役立つからこそ、広く日本の企業社会での普及が求められているのだと思います。精神科産業医という立場の限られた視野ではありますが、そこで思うのは、今、日本の企業幹部には世代交代が必要ということです。

マコトの一言

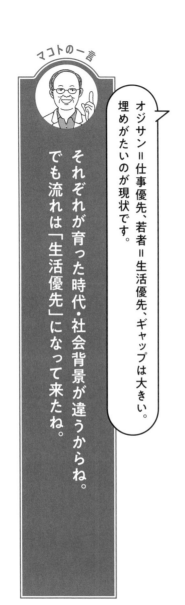

オジサン＝仕事優先、若者＝生活優先、ギャップは大きい。
埋めがたいのが現状です。

それぞれが育った時代・社会背景が違うからね。
でも流れは「生活優先」になって来たね。

2

仮面夫婦と熟年離婚

夫の気づきから

この項は、「明るかった妻が常にイライラ……更年期に、夫はどう向き合えばいい」、「子どもは離れ夫婦二人ぼっち、笑いが消えた……どうすればいい？」、「『私たちは仮面夫婦』妻がそんな思いを口にしたら……会話減少は夫婦のイエローカード」、「『子育て終了。頑張った私！』」、共働きの妻が離婚を切り出した…夫は妻の気持ちがわからない」、「妻の希望で熟年離婚となった57歳の部長、それから半年、新たな一歩を踏み出したいが…」の5編から構成されています。高年社員が直面しやすい夫婦ストレスや健康が中心です。

仮面夫婦？

妻がツライ更年期症状に悩んでいるのに、夫が気づかず、サポートができない関係は夫婦とは名ばかり、いわゆる「仮面夫婦」になっているからでしょう。世間的には仲の良い夫婦としてふるまっていますが、実際は関係性が冷えきり、夫婦や親の役割が果たせていない状態です。それがこうずれば「家庭内別居」から「別居」へ、最悪は「熟年離婚」のコースになってしまいます。

"日々の会話"を

いずれのテーマも家族関係です。大事なのは、まず夫の気づきにあります。なぜなら仕事・会社生活が中心になっている夫と、家族・家庭がメインになっている妻の役割の違いでしょう。気づきサインは日ごろからの夫婦や家族の会話がなされているかどうかにある。他愛のないおしゃべりですね。

「会話、何気ないおしゃべりができる」、これって、日々の習慣でしょう。積み重ねが大事です。でも、それができない男性は多い！

「会話への思い込み」を修正しよう！

「他愛のない会話」、「目的のないおしゃべり」が苦手です。なぜなのか？　そうなる理由は、彼らの会話は会社や仕事関係ばかりだから。目的があり、すじ道が要求されます。

でも……家族や仲間との会話は違いますね。他愛のない内容で気楽に話すもの。目的なんかないですよ。親密な関係だからね。多くの男性には「会話には目的やすじ道がいる」との「妥当でない思い込み」があります。その気づきから始まるでしょう。仕事でかわす会話と家族のそれは全く違うものだと考え、使い分けることです。

〝おしゃべり〟を習慣に

家族の会話は血縁・愛情関係が土台になって遠慮なく話せます。おしゃべりは内容より、想いや感情の交流でしょう。目的があってするのではない。「目的がない、とりとめのない、他愛のない」会話だから、すぐに言葉にでき、しゃべれるのです。男は思い込みから脱却し、家族との他愛のないおしゃべりができるように。日々おしゃべりをし、それを習慣にしてほしいです。

1 明るかった妻が常にイライラ……更年期に夫はどう向き合えばいい

更年期がわからない男性！

男、夫が大切だと頭でわかっていても、更年期の妻への対処ができない人が多いです。また妻も「あなた、私、いま更年期だからシンドイ」とは言いだしにくいようです。夫にとって、妻の更年期症状、それは青天のへきれき。知人から「妻が変わってしまった。イライラし、感情的になって」、「ちょっとしたことでキツイ、あたり方も言動も。穏やかな妻だったのに」の相談を受けることが多いです。更年期障害を知らない人も多いので、女性の更年期を説明することから始めます。

急激に発生し10年の長期間

急激に起こるようです。専門的には「閉経期」と呼ばれ、女性ホルモンであるエストロゲン分泌が減少か止まってしまいます。

女性の更年期については、横浜市立大学客員准教授の善方裕美先生は、閉経をはさんで前後各5年ほど、合計約10年間を指しています。閉経の時期には個人差がありますが、大体50歳ぐらいが平均的な閉経年齢です。閉経を50歳とした場合、45歳〜55歳が更年期にあたります。更年期には、さまざまな不定愁訴が現れることが知られていますが、代表的な症状はホットフラッシュと呼ばれる「のぼせ」「ほてり」「発汗」です。特に運動したわけでもないのに、急にカーッとほてってのぼせたり、寝汗でパジャマがぐっしょり濡れてしまったりすることもあります。

症状の出方は個人差が大きく、ほとんど症状を感じないまま更年期を終える人もいれば、いくつもの症状に悩まされる人もいます。ただ、40〜64歳の女性を対象に行われたアンケート調査では、8割以上の女性が「更年期に何らかの症状を感じている」と回答しています。さらに、症状がつらくて、日常生活に支障を来すような場合を「更年期障害」といいます（「女性に必ず訪れる更年期　症状や原因、女性ホルモンのゆらぎとのつき合い方」NHK健康チャンネルより)。

これに対し男性の更年期は、徐々に来て、男性ホルモンの減少量もなだらかです。女性に比べつらい訴えは少ないようですが、近年は男性の更年期も気にするべき問題です。男性の方も自分ごととして捉えてください。

事例説明　妻の変化について

「妻が急に変わってしまったんですよ。私はどうすればいいですか」と高ストレスで会社の産業医面談を訪れたのは、55歳で営業部次長の八木太郎さん(仮名)です。イライラ、のぼせ、急な発汗……女性の更年期症状は重い人、比較的軽い人それぞれですが、夫である男性が必ずしも女性の更年期について予備知識を持っているわけではありません。八木さんもその一人。面談の様子を再現して、夫の対処法を考えてみます。

事例
妻が別人のように

産業医：ストレスチェックの結果は、「高ストレス状態」ですが、仕事はそれほどでもない結果ですね。

八木さん：実は、少し話しにくいのですが……

産業医：守秘義務があるので、安心して話してください。

八木さん：51歳の妻のことです。急な変わりように悩んでいます。

産業医：変わりようって？

八木さん：明るい妻だったんですが、3か月くらい前から急にイライラしているかと思うと、ボーッとしたり。様子がおかしいんですよ。別人みたいで。

産業医：別人みたい？

八木さん：「どうしたの？」と尋ねても、「あなたにはわからないから」と厳しい調子で言い返されて、どうしたら良いのか。

産業医：あなたにはわからないと言われた？

更年期障害と夫に言いにくかった

八木さん：「動悸《どうき》がする、汗が急にふきだして、つらい」と言うんで…。

産業医　：それで。

八木さん：わけがわからないので、友人に相談しました。

産業医　：そうか。

八木さん：「うちもそうだけど、そういう年齢だから、更年期障害でしょ。男に話しにくいのかもしれないね」と教えてくれました。

産業医　：八木さんは女性の更年期障害ってご存じありませんか。「閉経」と言いますが、生理が止まってしまう状態です。女性ホルモンが急減してしまうので、体がのぼせたり、ほてったり、動悸がするなどの症状が出てきます。40歳代後半から50歳代で急に起こって、本人も戸惑うし、生理がらみなので、男性には言いにくいのかもしれませんね。

八木さん：女性ホルモン停止、そうか、生理がね……。

産業医　：その微妙な機微を理解してあげてください。

八木さん：わかりました。中学生の頃、生理って言葉が、妙に生々しく感じたことがあります。

つらい状態にあるという理解から

産業医　：男性には女性のような更年期障害は少ないと言われますので、ピンと来ないかもしれませんが、近年は指摘されることも多くなりました。つらい状態にあると理解することです。個人差が大きくて、軽く済む人もいれば10年くらい症状に悩まれる場合もありますよ。

八木さん：わかりました。確かに妻もつらそうですよ。

産業医　：夫のサポートは大事ですよ

八木さん：具体的に、どうすればいいんですか？

産業医　：心の面で寄り添うのが大事です。

八木さん：具体的には？

産業医　：あなたが落ち着いて、温かいまなざしで見守って、奥さんが話したそうであれば、何がどう、つらいのか聞いてあげることです。

八木さん：やってみます。

産業医　：率先して家事をやるのもいいかもしれません。

「しんどそうだね」と声をかける

――3週間後の面談です。

産業医　：どうですか？

八木さん：食事の後片付けをやる。ゴミ出しも僕がやるようにしました。妻は、最初きょとんとしていましたが、僕がやって助かったみたいな感じです。

産業医　：サポートを始めたのですね。

八木さん：「しんどそうだね」と声を掛けたら、話してくれました。

産業医　：会話になってきたんだ。

八木さん：「どうせ男性にはわからないし、話しにくかったので言わなかった」と言っていました。

産業医　：そうですか。

八木さん：のぼせやほてりなどの症状が急に出て戸惑って、相談した友だちに勧められて、婦人科にかかったら、中等度以上の更年期障害って言われたと話してくれました。

夫がとまどう更年期

産業医：寄り添ったから、奥さんが心を開いてくれたんだね。

八木さん：今までは妻と過ごす時間が少なかったかもしれません。

産業医：妻の更年期障害で戸惑っている夫から相談を受けることは時々ありますよ。

八木さん：私だけというわけではないんですね。

産業医：同じような助言をしています。

八木さん：私もやるべきことがわかってほっとしました。

産業医：更年期障害の時に、ちゃんと奥さんに寄り添うようにすると、定年後の夫婦生活がうまくいくっていう話も聞きますよ。

男の危機は定年後、女性は更年期

産業医：男の危機は定年後、妻は更年期です。更年期で苦労している奥さんに理解をしめして、少しでも力になれば、今度は定年後に、ぼう然と日々を過ごすことが多い夫をサポートしてくれますよ。

八木さん：（笑顔になって）わかります。

産業医　：寄り添う姿勢を続けてね。

八木さん：何だか、新婚時代を思い出しますね。

産業医　：今後の夫婦生活は、いわば「心の新婚時代」になります。心が強く結びついていきますから。

八木さん：これからは心の結びつきですね。

産業医　：第二の新婚期ですよ。

八木さん：なんだかワクワクしてきた。

事例解説　夫は気づき、理解、温かいサポートを

このお話は10年前のことで、65歳になった八木さんが相談室をぶらっと訪れて話していました。

「定年後も仲良くやっていますが、あの時に気付いて、少しはサポートできたのが良かっ

たんだと思っています」

更年期障害で苦労する女性は多い。精神科医から見ると、二つのつらさがあります。女性ホルモン関連なので口に出して言いにくい。急に発生して全身に症状が出る場合も多いので、それが耐えがたい点です。

配偶者がいる場合は夫の対応がポイントになります。気づき、理解し、さりげないが温かいサポートが大事です。男性も女性も注意してください。

マコトの一言

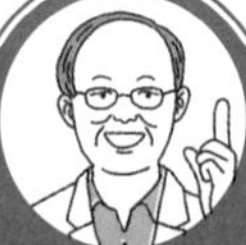

更年期症状は本当にツライ、でも夫には言えない。どうしよう？？

夫は妻の更年期症状に気づき、サポートをする。それが定年後の夫婦生活をしっかりしたものにします。

2 子どもは離れ夫婦二人ぼっち、笑いが消えた……どうすればいい？

思い出を、語り合う

母親が陥りやすい「メンタル不調」に「空《から》の巣《す》症候群」（心理学者のディキンらが提唱）があります。愛情をもって育てた子どもが親離れをする。「子育て」という大きな目標がなくなるからでしょう。目標喪失とも言えます。夫は妻ほど子育てに関与していなかったから、生じることは少ないです。空になった妻の愛の巣を、夫が気づき、サポートすることで、弱まっていた夫婦関係が強化されます。二人で子どものことを語り合うことから始めてください。

事例説明　家族ストレスが仕事に影響する

「高ストレス」の相談で訪れた53歳の江川太郎さん（仮名）は、「二人の子どもが巣立って、夫婦二人の生活になったら家から笑いが消えたんですよ」と、つぶやきました。江川さんは大手販売会社調査部長。会社が行う「ストレスチェック検査」を受けたのがきっかけです。妻の元気がないのが気になっていたので、産業医面談を希望し、相談室を訪れました。職場ストレスではありませんが、家族ストレスが仕事に及ぼす影響が大きいと判断し、カウンセリングを行いました。彼とのやり取りを再現します。

事例　更年期障害はそれほどではないのに……

子どもが出ていって落ち込む

産業医　：「高ストレス状態」ですが、職場ストレスは中等度です。何か悩みがあるのでは？

江川さん：言いにくいのですが、52歳の妻のことです。先生はメンタルが専門と聞いていますから希望したのです。

産業医　：更年期障害ですか？

江川さん：幸い更年期はそれほどつらくはないようなんです。

産業医　：とすると、お子さんの件ですか？

江川さん：長男は就職が決まり、福岡に配属。長女が東京の大学に進学したので、夫婦二人の生活になったのです。

産業医　：にぎやかな生活から、二人だけに。奥様は専業主婦ですか？

江川さん：そうです。これまでは子どもの塾や入試、就活でてんてこ舞い。妻が中心になり、バタバタやっていましたね。

産業医　：あなたは会社一筋？

江川さん：そうですが、妻が2か月前から、急に元気がなくなって。

産業医　：落ちこんでいる？

江川さん：明るいやつでしたが、笑いがなくなりましたね。

「空の巣症候群」になった

産業医：「空の巣症候群」ではないでしょうか？

江川さん：それはどういう状態なのでしょうか？

産業医：子育てに専念し、子どもは成長していきます。やがて大学進学、就職、結婚。親の愛の巣から飛び立っていく。巣は空っぽになる。目標がなくなって、張り合いを失った心理状態ですね。

江川さん：確かにバタバタ動き回る感じがなくなりましたね。それで生きがいがなくなったということですか。

産業医：奥様にとってはつらい状態ですから、ライフスタイルを切り替えていくには、ご主人のサポートが要ります。

江川さん：（戸惑いながら）どうすれば良いのでしょうか？

夫婦二人でイタリア料理を

産業医：夫婦であれこれ話をする時間を持つようにすることですね。

江川さん：う～ん、おしゃべりですか……。

産業医　：二人でおいしいものを食べに行くとか。
江川さん：わかりました。イタリアンが好きなので、誘ってみましょう。
産業医　：おいしいものを二人で味わうと、気持ちがほぐれて会話が増えますよ。
江川さん：わかります。

――2か月後の面談です。

産業医　：イタリアン、どうでしたか？
江川さん：喜んでくれましたね。少しずつ会話も増えました。
産業医　：良かった。
江川さん：二人だけの生活に、これからはメリハリをつけます。

事例説明　働く女性は「空の巣症候群」が軽い傾向

続いて、「空の巣症候群」の別の事例を紹介します。

「空の巣症候群」の衝撃は、専業主婦と働く女性では違います。働く女性は症状が軽いようです。大卒後、金融機関で働く51歳の渡辺良子さん（仮名）のケースを紹介します。「ストレスチェック」後の面談です。

事例

昇進ストレス

産業医：ストレスが高いようですが？

渡辺さん：課長になって半年。マネジメントはもともと苦手なので断ったのですが、慣れている課長補佐をつけるからと言われ、引き受けましたが、なかなか大変です。

産業医：管理業務は難しいですね。

渡辺さん：やっと慣れたかな。男性の課長補佐がサポートしてくれるから。なんとか。

産業医：任せられるところは任せるのが要領でしょうね。

渡辺さん：半分くらい任せている感じです。

産業医　：あなたは判断のみでもいいかもしれませんよ。
渡辺さん：（うなずきながら）まあ、そうですね。
産業医　：長の役割は決定することですよ。

仕事と子育てのバランスをとって

――1か月後の面談です。
産業医　：その後、どうですか？
渡辺さん：多くは補佐に任せています。決断だけはします。
産業医　：楽になれた？
渡辺さん：ホッとしています。
産業医　：ところで、お子さんがいますよね。子育ては終わっているんですか。
渡辺さん：就職し、独立しています。
産業医　：寂しくはないですか？
渡辺さん：仕事が忙しいし、子育ては6割くらいのエネルギーだった感じですから、肩の荷が下りたということで、あまり寂しい感じはしません。
産業医　：仕事があるから、エネルギーが、ほどよく分散したんだね。

事例解説　50代は女性の危機

職場のメンタル相談を行っていると、50代は女性の危機年齢だと思います。更年期障害と空の巣症候群の二つが発生するからです。2ケースを紹介しましたが、空の巣症候群は子育ての比重が重い専業主婦では強く出ます。妊娠出産から始まって、乳児、幼児、小中学校、高校、大学、就職と20年以上も時間とお金を費やした最大の関心事ですから当然のことです。働く女性では、空の巣症候群は軽くすむようです。男性と女性では心身の危機が訪れる時期が違います。男性の場合は定年を迎える60歳代が一つの時期と言えるかもしれません。

マコトの一言

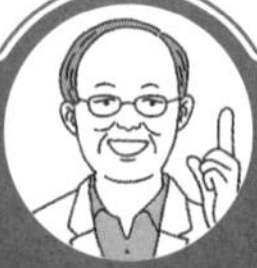

50歳代女性に「更年期障害」と「空の巣症候群」のダブルパンチ！
夫のサポートが大事です。

子どもが巣立つ⇩喜びと目標喪失！
他の生きがい⇩〝学びや趣味〟を！

3 「私たちは仮面夫婦」 妻がそんな思いを口にしたら……会話減少は夫婦のイエローカード

「仮面夫婦」の主張は妻から

仮面夫婦、社会的には夫婦としての役割を果たしていますが、現実はそうでない。妻の方から、「うちは、世間的には夫婦に見えますが。セックスレスで、スキンシップもない、愛情が薄れてね。あなたは父親の役割もしていない」、「二人の会話が減っているよね。この一週間で、まともな会話がほぼない。これで夫婦?」、「あなたの帰宅が遅いから、独りぼっちよ。サミシイ…」などの言動に現れてきます。

「仮面夫婦」は事実上の家庭内別居です。浮気が原因になることもあるが、どちらかと言えば会社・仕事優先の夫が、多忙と過労で、その役割を果たさないことから生じやすいようです。危機サインとして気づけば、対処に繋がります。

事例説明　「離婚サイン」に気づかない

「先生、男の離婚って、一人ぼっちになることなんですね」と、50歳の鈴木太郎さん（仮名）はポツリと言って黙り込みました。彼は私が精神科産業医を務めるメーカーの営業本部長。部下60人を率いています。これまで仕事一筋。家庭を顧みず、妻が出す「離婚サイン」に気づきませんでした。昨年9月に離婚。大学生の長男と高校生の長女は妻と共に。社内で実施されるストレスチェック検査で「高ストレス」と判定されて、相談室を訪れました。離婚を回避することはできなかったのでしょうか。

職場では重要な役割を担い、昼間は仕事で動き回っています。ところが、自宅に待つ人はいません。明かりをつけることから始まる「ぼっち生活」。悔やんでいます。

以下、私と彼とのカウンセリングでのやり取りです。

事例 会社では必要とされ、帰宅後は〝ぼっち生活〟

産業医　：離婚したんですね？

鈴木さん：妻から、突然切り出され、あれよ、あれよという間でしたね。

産業医　：あなたへの不満や希望を暗示するサインはありませんでしたか？

鈴木さん：あったんだろうなぁ。

産業医　：気づかなかった？

鈴木さん：（考え込む）そうですね。

産業医　：なぜ、気づかなかったのでしょうか？

鈴木さん：仕事が忙しかったから。

産業医　：でも、家に帰れば、夫や父親ですよね。

鈴木さん：休日も接待などがありましたね。

「最近、二人で外食もしないわね」

産業医　：それでも空いている休日もあったでしょう。

鈴木さん：家でゴロゴロしていたかな。疲れていたからなぁ。
産業医　：何か言われませんでしたか？
鈴木さん：確かに、「仕事ばかりで、最近、二人で外食もしないわね」と言われたことがあります。
産業医　：あなたと食事を楽しみ、話をしたかったのでしょう。
鈴木さん：今さら二人で外食なんて……。

会話がない、あなたは仕事の話ばかり

産業医　：ほかに気づいた点は？
鈴木さん：「会話もないわね」と言われたので、「話はしているでしょ」と反論したら、「あなたが一方的に話すだけで、私の話を聞いてくれない」と返されました。
産業医　：奥さんの話を聞く姿勢がなかったようですね。
鈴木さん：今さら気づいても遅いけど、悔いは残りますね。

「家族旅行は1回しかない」と子どもたち

鈴木さん：「家族旅行は1回しか行ったことがない」と、子どもたちにも言われたことがあります。

産業医　：十分な経済力はお持ちだと思いますが、毎年の行事にはなっていなかったんですね。

鈴木さん：仕事が多忙で、疲れていて旅行に行く気力はありませんでしたね。

産業医　：鈴木さんの話は仕事に戻りますね。やはり仕事の優先順位が高かったんですね。

鈴木さん：仕事はすぐにしないといけないことが多いですからね。

産業医　：家族も大事です。それを行動で示さないと。

鈴木さん：今ならわかります。

スキンシップがなくなった

産業医　：奥さんはほかにもいろいろおっしゃっていたんじゃありませんか？

鈴木さん：「しばらく無沙汰だし、スキンシップがなくなったよねぇ」と口に出して言われたこともあります。

産業医　：奥さんはそこまではっきりと口にしていたんですか。

鈴木さん：結婚して25年もたって、スキンシップと言われても。
産業医　：会話もなければ、一緒に過ごす時間もない。そうならば、夫婦を続ける意味がない。奥さんはそういうメッセージを出していたわけですね。
鈴木さん：そうだったんですね。

事例解説　一人暮らしに慣れ、新しい世界を見つけよう

長年の妻や子どもたちへの無関心が、一人ぼっちの生活を招き、それがストレスになっています。運よく新しいパートナーと出会えれば別ですが、一人暮らしに慣れていくしかありません。先ほどもありましたが、習い事始めたり、地域とつながったり、仕事以外のつながりを見つけること有効です。

次の事例を見てみましょう。

事例説明 夫婦関係をやり直す

一方、妻が出すサインに気づいて、行動を変えて夫婦関係をやり直した人もいます。「高ストレス者」面談に来た45歳で課長の青木次郎さん（仮名）のケースです。以下は私と青木さんのやり取りです。

事例 「仮面夫婦」と妻に言われた

産業医：仕事や職場ではなく、ご夫婦に問題があるのですね。
青木さん：お恥ずかしい話ですが。
産業医：中高年男性にはよくありますよ。
青木さん：「私たちって、仮面夫婦でしょ」と妻に言われたんですよ。
産業医：う〜ん。
青木さん：思わず、「どうして」って言いました。

産業医　：意外だったんですね。

改めたいなら、妻の話を聞くことから

青木さん：そうです。妻は「お義理みたいに年に数回だし、昔みたいにハグするとか、触れることもないよね」と言われました。

産業医　：う～ん。

青木さん：「やばい、なんとかしないと」と思いました。夫婦仲の良さそうな友人に相談してみました。

産業医　：それで。

青木さん：友人からは「やばいぞ、青木、まずは奥さんの話を聞くことだと思うよ」と言われました。そのためにも、休日は二人で外食をしたり、休暇には旅行に行ったりすればいい、と。

産業医　：実行した？

青木さん：距離ができてしまったようで、そんな提案はなかなかしづらいですよ。どうすれば良いでしょうか？

産業医　：実行あるのみ。奥さんは離婚を考えているかもしれませんよ。

青木さん：えっ、そうですかね。僕は離婚なんて全く考えていませんよ。そんなことあるかな……。

産業医　：どうやって奥さんを誘うのか、次回までに考えてきてください。

覚悟を決めて、妻を外食に誘った

――次のカウンセリングでその後の様子をききました。

産業医　：前に進みましたか？

青木さん：照れ臭いんですけど……覚悟を決めて妻を誘いました。

産業医　：覚悟が必要ですね。

青木さん：妻が好きな食べ物を思い出して、予約して二人で専門店に行ったんですよ。そこで妻の話を聞くようにして。誘った時は、なんとなくぎこちなかったかもしれないけど、妻が「うれしい」と言ってくれたので、ヤッターという感じでした。

産業医　：良かったね。

青木さん：帰宅も早くするようにしています。会話の時間を持てるように。そうすると気持ちが打ち解けてきて、今、連休に家族旅行を企画しています。

産業医　：そうそう。継続してくださいね。

――1年後に相談室をぶらりと訪れた青木さんは、「先生、あれから妻との会話が増えて、お互いグチが言えるようになりました。そうなると、休日が楽しみですね」と報告してくれました。

事例解説　妻が出すサインに気づき、行動を変える

長い結婚生活を経て、突然、妻から離婚を切り出されたという相談事例を何件も経験していますが、おそらく奥さんはそれまでに不満を示すサインを出していたと思います。それを感知することができて、行動を変えることができるか。気づかずに一人ぼっちで定年後を生きるのか。良好な関係を取り戻すには、気づきと対処行動が重要です。

マコトの一言

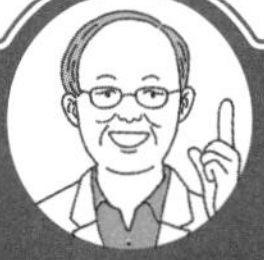

「仮面夫婦」って、「愛情不足」・「セックスレス」・「会話がない」状態増加中。どうすれば？

夫の仕事没入や過労が。気づきこそ。「ワーク・ライフ・バランス」実行と二人でマンネリ打破の工夫も。

4

「子育て終了。頑張った私！」共働きの妻が離婚を切り出した……夫は妻の気持ちがわからない

離婚は72点で第3位、強いストレスだ！

離婚は夫婦関係の終結を法的に示したもの。厚労省調査によれば令和2年の離婚件数は19万3000組で、協議離婚が最も多く88・2％です。私たちが行った勤労者のストレス点数ランキングで「離婚」は第3位で、72点と高得点であり、強いストレスであることがわかります（「令和4年度 離婚に関する統計の概況」厚生労働省ホームページ）。なぜ別居や離婚になるのか、本文の中でポイントをつかんでいただければと思います。

今回の事例について

これまで見てきたように、産業医として企業で高ストレス者の相談を受けていると、仕事や職場に加えて、家庭の悩みが混ざっていることも少なくありません。離婚は大きなストレス。女性が長く専業主婦をしていると、離婚に踏み切るハードルは高いですが、経済的に自立すれば、そのハードルは下がります。若い方だけではなく、子育てが一段落した50歳以上の夫婦の離婚に関連した相談も受けることがあります。こうした熟年離婚は、妻の側から申し立てるケースが7～8割と言われ、「突然、離婚を申し立てられた理由がわからない」という話も少なくないようです。夫の無関心自体に離婚の原因がありますね。私が相談を受けた例を紹介します。

事例説明　ストレスチェック後の面談から

小山太郎さん（仮名）は会社で受けた「ストレスチェック」で「高ストレス」と判定されました。「離婚されたショック」で悩んでいたので、面談を希望し産業医の相談室を訪れました。

彼は妻から突然、離婚を切り出され、さっぱり理由がわからなかったと言います。「どうして？」と尋ねると、「今まで我慢に我慢を重ねて耐えてきました。子供二人も就職や大学進学をしたから、親の役割はもう果たしました。定年後に、二人だけの生活は考えられない」と言われたのです。

彼はそこまで言われる理由が理解できませんでした。「仕事をして、父親としても頑張って、家族旅行も楽しかったよね」と話しても、「別れましょう」と言って一歩も譲りません。承諾しないなら、「弁護士を立て、調停に持ち込みますから」とまで言われたので、仕方なく離婚したそうです。

2回の面談で語ってくれましたが、離婚自体を受け止め切れていないようです。

事例

「我慢して耐えた」の意味がわからない

――3回目の面談から核心に入りました。

産業医　：気持ちの整理がつかない？

小山さん：「我慢をした、耐えた」と言われたんですけど、その意味がよくわからないんです。

産業医：女性は積年の不満をため込むことがありますが、子育ての時期から心に距離ができていくことが多いようです。長女の子育ては、いかがでしたか？

小山さん：主任研究員の時で、責任者としてすごく忙しかったんですよ。

産業医：育児はしましたか？

小山さん：11時過ぎの帰宅ですから、休日は疲れて、ゴロゴロしていたかもしれませんね。

産業医：じゃあ、子育ては奥さんに任せきりですか？

小山さん：仕事がね……。

産業医：奥さんも総合職で働いているわけですから、仕事を対等にこなしているわけですね。家事はどうでしたか？

「家事は女がするもの」としてやらなかった

小山さん：ほとんどしない。したことがなかった。

産業医：なぜ？

小山さん：母親が専業主婦だったから、家事は女がするものだという感じで。

産業医：それは自分に都合の良い思い込みですね。奥さんは、夫のサポートがない不満を、「我慢した」と表現したのではないでしょうか。

小山さん：う〜ん。私も余裕がありませんでした。

産業医：きっと奥さんは、小山さん以上に仕事と家庭でいっぱいだったでしょう。ところで、お子さんが小さいころ入浴させたことはありますか？

子どもと入浴、「ウンチが臭かった」

小山さん：月に1、2回かな。恐る恐るでしたね。ウンチがついていて、臭かったなぁ……。

産業医：恐る恐る、ですか。何度も一緒に入っていれば慣れてくるでしょう。

小山さん：子育ての実感がなかったのかもしれません。

産業医：そのころから、奥さんは離婚を考えていたのかもしれませんね。

小山さん：（抗議口調で）不満は言っていませんでしたよ。

産業医：それは、あなたが不満を受け止めていなかったのではないでしょうか。

小山さん：う〜ん。

感情が乏しい夫、元妻の思い

――こちらも踏み込んだ問いかけを繰り返したのですが、なかなか気づきに至りません。なぜ、離婚することになったのか、理由に気付いて気持ちの整理がつかないと再出発できません。元妻の雅子さんの意見も参考にしたいと思って、彼に連絡を取ってもらいました。雅子さんからは、「1回だけ。私と先生だけなら」との提案があり、面談をしました。

産業医：お越しいただき、ありがたく思っています。

雅子さん：もう済んだことなので、今回だけにしてください。

産業医：彼が、新たなスタートをするための気づきに役立たせるためだけです。小山さんとは、どう思いながら生活してきたんですか？

雅子さん：感情が乏しい人。情愛が薄くて、共感しないタイプですね。

家事は我慢しても、育児への無関心は許せない

産業医：そう言えばお子さんを入浴させたとき、「ウンチが臭い」と言ったよう

ですね。

雅子さん：それ、それ、私もよく覚えています。本当にがっかりしてしまいました。先生、家事を任されるのはまだ我慢できても、幼児と接して、あの言い方……育児をやろうとしないのは許せませんでした。

産業医：なるほど。ところで、離婚が今になった理由を教えていただけませんか？

雅子さん：長女が社会人に、息子が大学進学。その時、しみじみ考えたのは「子育て終了。頑張った私！」です。うれしい反面、漠然と張り合いがなくなった感じもありましたが……。

産業医：一生懸命子育てをしてきて巣立った後、空虚になる「空の巣症候群」なんていう言葉がありますね。

感動をしない夫と旅行しても楽しくない

雅子さん：今は仕事がありますが、私が定年退職した後、彼と二人だけの生活になると考えると、不安になったんです。

産業医：定年後を視野に入れていたんですね。

雅子さん：そうです。私は働いてきたから経済的な不安はありません。24時間、彼と一緒の生活を考えたら我慢できない。耐えられない。

産業医：何が耐えられないのでしょう?

雅子さん：（怒りながら）会話にならないんですよ。話しかけても、「そうか」「ふーん」ばかり。単語ばかりですよ。

産業医：なるほど。

雅子さん：おしゃべりができない、感動をしない人と旅行しても楽しくない。

産業医：そうだろうな。

雅子さん：自由になりたかったんです。夫からも。

産業医：自由に生きたい……そうか。

雅子さん：そうです。

産業医：わかりました。

事例解説 男女の役割分担意識は捨てよう

ダブルインカム夫婦の熟年離婚の事例を取り上げました。これよりも下の世代は共働きが当たり前になってきています。子育て中は、夫婦の間のことを差し置いても、子供のために頑張りますが、巣立った後、改めて夫婦が向き合うことになります。新型コロナのテレワークも夫婦が向き合うきっかけになったことでしょう。今は共働きが当たり前。「家事や子育ては主に女性」という現実に合わない感覚では、女性は結婚や子供を持つことに消極的にならざるを得ないでしょう。大切なのは、旧来の社会意識を捨てて、相手を思いやる心を持つことではないでしょうか。

マコトの一言

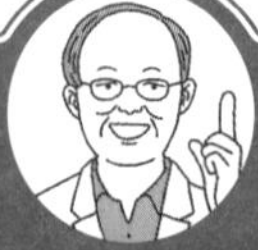

子育て後、離婚を考える女性。「仮面夫婦」であっても子育てに父が必要だから！

特に男性は「熟年離婚」で失うものが多い。妻と良い関係を維持、そうなる努力は重要。妻・家庭に関心を向けよう！

5 妻の希望で熟年離婚となった57歳の部長、それから半年、新たな一歩を踏み出したいが…

仮面夫婦、熟年離婚の例を見てきました。それぞれの事情がありますが、さまざまな事例を見ることで、まだまだ若いと思っている世代の方々にも早い段階で気づき、ご自身の家庭の今後に役立てていただきたいと思います。

今回の事例では、妻の訴えから熟年離婚に至る過程を汲み取っていただければ、防止の一助になります。

事例説明 妻の無関心に不満だったが、一人は寂しい

メーカー研究所の部長（57）は共働きの妻から「あなたと二人きりの退職後の生活は考えられない」と突然、離婚を切り出されました。そのお話を、「『子育て終了。頑張った

私！』共働きの妻が離婚を切り出した……夫は妻の気持ちがわからない」で紹介し、多くの方に関心を持って読んでいただきました。自分は仕事中心で、二人の子育ても家事も妻に任せきりだった生活に何の疑いも持たなかった夫。一方、妻は夫の無関心に積年の不満を募らせ、子どもが就職、大学進学したのを機に、離婚を決断したという前回紹介した例です。離婚から半年、部長の小山太郎さん（仮名）は、ストレスを抱えたままで、私のところに相談に来ています。「寂しいんですよ、先生」という言葉が、離婚後の小山さんの心を伝えています。

事例 妻も子どもも家を出て、一人ぼっち

――小山さんのカウンセリングの様子を紹介します。

産業医　：離婚から半年経過しましたが、気持ちの切り替えはできましたか？

小山さん：家事が大変ですね。ゴミ出しも初めてなんですが、3種類に分けて出すことを知りませんでした。初めは間違えて、町内会のゴミ出し箱の中に残されたままだったこともあります。「出し直してください」と書いた紙を袋に貼り付

けられてね。なんで部長の俺がこんな目に遭うのか、情けない……。

産業医：奥様の苦労が分かりましたか？

小山さん：う〜ん。そうですね。それもありますが、（声を絞り出すように）寂しいんですよ、先生。

産業医：そうですか。

小山さん：一人暮らしですから帰宅しても、家が真っ暗です。

産業医：そうでしょう。

小山さん：食事は外食で済ませて帰りますが、家の中はシーンとしたまま。音がない。僕しかいない。話し相手がいない。

産業医：一人ぼっちですね。

家族を失い、仕事への張り合いを失った

小山さん：テレビや動画を見ても、話しかける相手がいなくて面白くない。

産業医：孤独ということでしょうか。

小山さん：友達と言えるやつはいないし、話し相手がいない。寂しい……。

産業医：どなたもいないんですね。

小山さん：離婚前は妻から話しかけられると、面倒くさいなぁと思うことも多かったのですが、話はできたんですよ。妻はどう思っていたか分からないけど、僕としては。笑い声も時にはあった。今はシーンとしているだけ。

産業医　：やり直しはできないんだから、頭を切り替えないとね。

小山さん：わかってはいますが、難しいですね。なんだか、仕事にも集中できないんですよ。

産業医　：一人の生活に慣れないと。

小山さん：寂しいですね。（目が潤んでくる）妻を失って、子どもたちは妻と一緒にいます。僕は一人ぼっち。妻から見れば、僕は夫や父として不十分だったんでしょうけど、僕も家族がいるから頑張れたと思うんですよ。失った今になって分かりました。

――私が聞いているのは、離婚半年後までです。その後、新しい張り合いを見つけることができたのか。一人の暮らしに慣れていったのか……。

事例解説1　女性は新たな自己の確立を目指す

働く人のストレスに関連して、家庭の問題が影響している人も少なくありません。熟年離婚事例を紹介しましたが、話を聞いていて考えさせられるのは、アメリカの心理学者であるエリクソンが提唱したアイデンティティ（identity　自己同一性）という概念です。結婚生活を始めるということは、これまでとは異なる新たな自己を確立しなければいけません。従来、女性はその覚悟を持って結婚したわけですが、男性にとって結婚は人生の節目となるイベントでありつつも、生活はその前後で変わらない面がありました。でも離婚となると、女性は結婚以外の自己確立を目指します。

事例解説2　熟年離婚の妻は「働く私として自己確立」

熟年離婚の妻は、共働きにもかかわらず、長年にわたって育児や家事を一人で担ううちに、「子育て終了後は、家庭（夫）に縛られない私自身として生きる」という自己の確立を目指して離婚を決断しました。いまの仕事に打ち込み、管理職の道も見えてきました。

一方、取り残された夫は呆然となり精神的にやっと落ち着き始めたところです。妻から突き付けられた離婚ですから、これからどうしようかと模索をしていますが、上手くいかない。いまさらながら失った「妻の存在感」の大きさを痛感しています。

マコトの一言

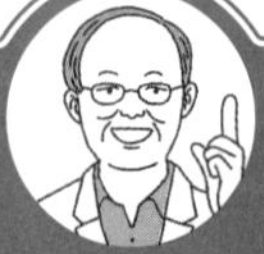

夫が会社人間で家庭を顧みない。夫婦や家族の重要性を認識して欲しい！

特に男性は離婚で妻だけでなく、子どもも失い、天涯孤独になってしまう。その事実をしっかり把握してね。

3 介護ストレスに悩む

この項は「母親の介護でイラッとする50歳の女性企画部長……原因は長年の母娘の関係にあった」、「母親を施設に入れるのは親戚や世間の目も……介護ストレスから抜け出せない」の2編から構成されています。

介護は最強ストレス

いま、働く人の強いストレスの一つは、親の介護でしょう。特に親が単身になった場合、同居、あるいは実家に訪れ介護をすることになります。高齢者が対象だから、急を要することが多く、長時間になります。ホッと息をつく暇がないほどで、仕事ストレス＋介護ストレスで過剰ストレスになりやすいです。

自分を育ててくれた親、尊敬もしていた人、その人が、物忘れがひどくなったり、イライラし感情的になる姿を見ればショックです。同じ人かと思うほどの変りように呆然としてしまうでしょう。

他人なら違うでしょうが、親だから失望や反発感情がわき起こり、コントロールするのが難しくなります。

介護行為は肉体的疲労だけではなく、〝衰えていく、ボケ症状の強い親〟と絶えず向き合うストレスが負荷されるのです。

介護離職をしない！

介護に疲れ果てても働かないと生活ができません。過労、過剰ストレス状態に追い込まれます。介護離職者が毎年10万人も出る所以です。

でもね、離職だけはやめましょうよ。なぜなら介護が終わった後で、同じ条件の職場は見つけるのが難しい。失業生活になってしまいますから。

また、介護中は一人で問題を抱え込まないようにしてください。兄弟や親せきなどで相談し、業務を分担しましょう。

1 母親の介護でイラッとする50歳の女性企画部長
……原因は長年の母娘の関係にあった

介護に反映する親子関係

介護がしんどくなる要因の一つに、20歳位までの親子関係が強く反映されるからです。関係が良くないほど、介護ストレスが強くなります。介護者の方が優位になるので、怒り感情によって行為が雑になり、イジメもでます。

ストレスが強い場合は、早めの施設利用を、お勧めします。

今回の事例について

「母を介護していると何回もイラッとして、邪険にしたい衝動がわくんですよ。それがストレスですね」と言います。50歳、販売会社企画部長を務める和倉真澄さん（仮名）は、勤務先で毎年行われる「ストレスチェック検査」で「高ストレス状態」と判定され、産業医面談を受けました。ストレスの原因は介護です。こうしたストレスは、日々の仕事に与える影響が大きいので、カウンセリングを継続することにしました。

事例説明　仕事をしながら、母親の介護に通う

和倉さんは有名大学卒業後、現在の会社に入社。バリバリ働いて成果を上げ昇進も順調でした。31歳の時、友達の紹介で出会った銀行マンと結婚し、子どもが二人。現在は企画部長で女性のトップランナーとして活躍しています。

父は2年前に亡くなったので、車で30分の実家で母は一人住まいをしています。ケアマネージャーによる調整で要介護4（日常生活の多くに介護が必要）に認定。ヘルパーさんがい

ない時間帯には、彼女が週に3回（ノー残業デーの水曜日、土曜、日曜日）、兄嫁が2回（月曜、金曜日）介護を行っていたのですが、最近、物忘れが増えるなどの認知症が出てきました。いよいよ施設介護の検討を始めたところです。

介護の最中にイラッとすることがあるという和倉さんのカウンセリングの内容を紹介します。

事例　介護の最中に怒りの衝動が

産業医：どんな状況でイラッとするんですか？

和倉さん：突然、衝動的に出てくるんですよ。

産業医：発作みたいにですか？

和倉さん：そうですね。先生、冷静な時にどうして、そんな衝動が出てくるか考えてみたんですよ。母と私は周りから見れば仲が良い関係に見えるのかもしれませんが、そうではないんです。

産業医：そうなんですか？

和倉さん：我慢していただけ。でも、大切なことは、自分の意思を通してきました。
産業医　：反抗したわけですか。
和倉さん：母が方針を決める。兄も私も多少なりとも従わざるを得ませんでしたけど……。
産業医　：方針というのは？

大学の進学先選びや子育てで対立

和倉さん：「兄には、男はこうあるべきだ」「私には、女はこうしなければならない」と決めつけるというのか。
産業医　：決めつけでしょうか？
和倉さん：大学進学では意見が対立しましたね。母は「女子大の文学部で良い。良妻賢母があなたにとって幸せになるコース」と言うんです。「私のようになりなさい」と言っているみたいでしたね。
産業医　：お母さんの人生の成功体験なんですね。
和倉さん：そうです。私が、「これからは女性も経済的な自立が必要だから、法学部に行く」と主張すれば、「法学部じゃ、嫁のもらい手がないよ。文学部に行きなさい」って。何度も言い争いになりました。

産業医：どう対処したの？

和倉さん：父が「女性も長く働く時代になったんだから、真澄が希望するなら法学部でいいじゃないか」と助けてくれたんです。

産業医：そうですか。

介護で積年の怒りがよみがえった

和倉さん：母との対立はそれだけではありませんでした。出産後、「あなた、なぜ会社を辞めないの。子育てをどうするのよ。0歳児を預けるなんて信じられない」と言われ続けましたね。

産業医：あなたの夫は？

和倉さん：「君の人生だから君の選択でＯＫだよ。それでやっていこう」と応援してくれましたね。

産業医：イライラは、積年のお母さんへの怒りがよみがえったのかもしれませんね。

和倉さん：20年近く離れて暮らしているのに、昔の気持ちは消えないものなんですね。介護で母と直面したら、なんだか怒りがよみがえってきたんです。

過去の怒りを乗り越えるのは難しい

産業医　：怒りを処理して乗り越えるって、なかなか難しいものなんですよ。
和倉さん：時々、怒りがわいてくる私が介護するよりは、良い介護施設に入居する方が、双方にとって良いと今は考えています。
産業医　：なるほど。

――その後、介護施設に入所させたそうです。その後のカウンセリングはこんなことを話していました。

和倉さん：よく会いに行っていますが、距離を置くと少しは母の気持ちも分かるようになってきた感じがします。
産業医　：例えば？
和倉さん：母の考えを私に押し付けたがったと考えるのか、母なりに、私が幸せになるように考えてくれたんだと受け止めるのか、ということですね。

産業医：人は自分の成功体験に縛られることが多いものですよ。

事例解説　関係が良くない親とは距離を取り、プロに任せる

私は働く人の心の健康を担当しているので、介護がどのようにストレスになっているのか、という観点でカウンセリングをするわけですが、私の経験では、元々の親子関係が影響していることがよくあります。子育ては、成長していく楽しみがあり、少しずつ自立していくので期限付きです。一方、介護は日々弱っていく親と接し、情けない気持ちになり、暴言を吐かれることもある。そのうえ、いつまで続くか分かりません。それゆえ関係が良くないと、感情トラブルが多く生じるのです。

その意味でも、介護は必要に応じて、プロに任せ、在宅が難しくなれば、施設に切り替えるというのが賢明ですね。和倉さんも施設に入れると心に決めてから、母を理解する気持ちになってきました。人間関係によって、適度な距離を取ることで、余計なストレスをため込まず、回避できると思います。

母との関係は良くなく反抗期も長かった。
介護中にイライラが収まらない、どうすれば？

マコトの一言

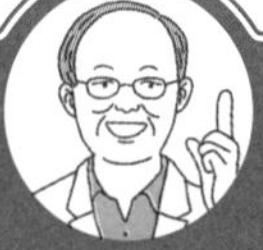

母は高齢と病気で別人に変わったと割り切るか、介護施設に預けるのも良い。

2 母親を施設に入れるのは親戚や世間の目も……介護ストレスから抜け出せない

プロにまかせる⇓施設活用こそ

親の介護は、高齢者だから手が抜けない。なぜなら状態が急変し、重症になりやすいから。息抜きができずに疲れ果てた状態であっても、朝から働きに出かけないといけない。

ポイントは一人で抱え込まないこと。兄弟、親戚などで分担し、息抜きをしながら介護をしましょう。それが難しい場合も多いようです。いまは、かつてと違い高齢化社会なので、施設も利用者も増え、入所に伴う偏見は減少しています。

私は多くの人に介護施設利用をおすすめしています。なぜならスキルを持った介護のプロが対応してくれるから安心です。家族の介護が良いと思いがちですが、家族であるがゆえに感情のもつれは生じやすく、トラブルになります。できるだけプロに任せましょう。ふさわしい器具や料理も用意されています。きれいで清潔な建物も増え交通の便もよいです。面会にも行きやすいです。

仲間を作る

もう一つの理由は話し相手や仲間ができず、孤独になりがちな親も、施設で行われる様々なイベント（カラオケ、合唱、誕生会、ゲーム）などで同年代の方と仲良くなり、話せる仲間もできることです。同年齢だから話題も合いますよ。仲間の存在は大きいです。ですので、施設活用をお勧めします。

事例説明　長男の思い込み

さて、次の事例を紹介します。

「母の介護できょうだいがもめていて、私も仕事はあるし、受験を控えた息子もいて大変なんですよ」と45歳の経理課長、上田太郎さん（仮名）は疲れ切った表情で切り出しました。社内の「ストレスチェック検査」で「高ストレス状態」と判断されて訪れた面談です。「私は長男ですから、介護の責任はあるし、施設に入れるとなると、親戚や周囲の目もありますから」と介護を背負い込んでいるようです。今も長男の責任や周りの目を気にして、介護の苦労がストレスになっている方の相談を受けることがあります。どう対処すれば良いのでしょうか。上田課長の面談の様子を紹介します。

事例　一人暮らしの母が認知症

産業医：介護が大変なんですね。

上田課長：母は82歳ですが、昨年父ががんで亡くなり、うちから車で20分ほどの実家で一人暮らしをしています。認知症が出てきて、外出して迷子になったこともあって、見守りが必要な状態です。ヘルパーさんに入ってもらって、デイサービスを週3回利用し、妻も週3回、弟や妹夫婦にも協力してもらっていますが、私もできるだけ実家にいるようにしています。

産業医：認知症のあるお母さんの一人暮らしを家族で支えるのは大変ですね。

続けられるのでしょうか。

上田課長：弟や妹は、もう通いで面倒を見るのは無理だから、長男の私が引き取ったらと言いだしています。でも、うちには受験を控えた長男がいるし、妻の考えもありますからね。

子どもが介護しないと親がかわいそう

産業医：そうなると、どこか施設を探すということですね。

上田課長：母も「あなたたちに迷惑をかけるのは」と言ってくれているんですが、施設はちょっと……難しい。

産業医：どうしてですか？

上田課長：親の老後は子どもがみるべきじゃないですか。

産業医：みるべき？　そういう考えをお持ちでも、難しければ仕方がないのではありませんか。

上田課長：子どもが介護しなければ、母がかわいそうですよ。

産業医：介護施設でもよくみていただけるし、同年代の人がいて楽しいという話も聞きますよ。

上田課長：親に育ててもらったのだから、今度は我々が面倒を見なければいけないですよね。
産業医　：上田さんは課長の仕事もあるし、介護がストレスになっていますよね。
上田課長：だから悩んでいるんですよ。

老親介護は子どもが担うという「思い込み」

産業医　：親の介護は家族だけでは難しいから、介護保険制度があって、施設もあるわけですよね。上田さんのお気持ちは、「思い込み」という考え方もできますよ。
上田課長：（驚いて）えっ、「思い込み」ですか。
産業医　：そうですね。今まで周りから聞かされ、見たことが心の深い部分にたまっていき、「親をみるべき」という結晶になっているのだと思います。その「思い込み」は現実には合わなくなってきていますね。
上田課長：「思い込み」か……。
産業医　：そう。「思い込み」から脱却しないと、前に進まないでしょう。
上田課長：でも、子どもがみた方がいい……ですよね。

産業医：可能ならばね。

上田課長：子どもが介護する、それが普通、常識ですよね。

産業医：でも、常識って時代によって変わりますよ。普通も同じですよ。

上田課長：確かに周囲で施設に入れているという話も聞きますけど……。

産業医：介護が家庭の主婦に任されていた時代もありましたが、家族介護には限界があるので社会でみましょうということで生まれたのが公的介護保険制度で、出来て20年以上になります。今は働いている女性も多いので、多くのご家庭では、家族でみるのは現実的ではありません。もう一度、施設の利用についてご家族で検討してみてはいかがですか。

上田課長：わかりました。次回、また相談を。

施設入所は世間の目が気になる

——上田課長が2回目の相談に訪れました。

上田課長：きょうだいで話し合ってきました。確かに家族でみなければというのは「思い込み」で、現実的な対応を考えようと皆が同意しました。ただ、親戚がどう思うのか、世間体もあると言いだしましてね。

産業医　：世間の目って？

上田課長：近所の手前、あるいは親類縁者が「介護施設に入れるのは親不孝だ」「子どもが3人いて、どうして家族で面倒をみられないのか」「冷たい」などと言われるのは、恥ずかしいって。

産業医　：近所って、他人ですよ。上田さんの、差し迫った状況は知りませんよね。世間体と言いますが、今は多くの人が、あなたと同じ悩みを持っていますからね。

上田課長：でも、悪くは言われたくないですよ。

産業医　：世間は世間、あなたはあなたでしょ。

親類の反応も

上田課長：そうですね。でも、親類には、何かと口うるさい人もいるし。

産業医　：親類って、そんなに密な関係ではないでしょう。理解を得るのは難しいですか。

上田課長：説明して回るわけにもいかないし。

産業医　：何か言ってくる縁者がいれば、その時に説明すれば良いでしょう。親類って、いわば大家族時代の名残。現在は、有名無実ですよ。
上田課長：何か言ってきたら……そうですね。
産業医：理解を得るのが難しいなら、説明だけで十分ですよ。あなたの問題であって、親類の問題ではありませんから。

事例解説 「思い込み」から解放されれば、ストレス軽減

高齢者の介護の担い手を家族から、訪問介護や施設介護など社会システムに切り替えることを狙った公的介護保険制度が始まったのは2000年のことです。しかし、人の心はがらりと切り替わるものではなく、介護ストレスの理由を聞いていると、最近でもこの例のような相談を受けることがあります。「子どもが面倒をみるべき」という「思い込み」が第一。次いで「親類縁者の目」や「世間体」が作用しています。この三つから解放されれば、柔軟に考えて、対処ができます。

上田さんはカウンセリングによって、少しずつ「思い込み」から解放され、最終的に母

親の意見を聞き、同意してくれたので、施設入所となりました。

マコトの一言

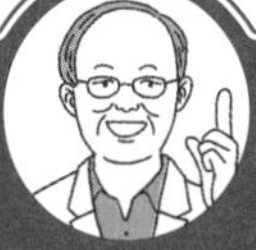

家族が親の介護をしないと、と「思い込む」人が多い。どう思われますか。

介護が家族から社会の責任と変わってきました。「介護うつ」もあるので、施設利用も大事です!!

4 リストラが直撃

勤労者の強度なストレス

この項は「中年リストラ、50社就活失敗、引きこもり……家族の厳しい視線が追い打ち」、「53歳の会社人間が希望退職者候補に……息子の気持ちに気づいて再スタート」の二つから構成されています。

リストラは、働く人にとって最強のストレスです。失業となり収入が途絶える可能性が高いからです。若い人なら、探せばすぐに働き先が見つかるでしょうが、50歳代になると、困難であり、かつ働き先が限られてきます。

産業構造がどんどん変わっていきます。農林水産漁業の第1次産業からモノづくり・製造業の第2次産業、そして現在はサービス業を中心にした第3次産業です。現在、リストラをする会社で多いのが、かつて全盛を誇った電気・造船・鉄鋼・化学産業です。リストラを何回も繰り返したあげく倒産、あるいは外資系企業に買収されることもあります。メーカーの衰退が働く人に大きな影響を与えるのは関連会社を含め雇用人員が大きいからです。

家族の避難と冷たい視線

最強ストレスになるもう一つの理由は、「職を失う」のは彼らだけの問題でなく、家族生活を直撃するから。収入がなくなる=生活費がなくなり、困ります。食費や教育費、ローン支払いなどができなくなることですから。家族から「なぜ、あなたが対象になったの?」、「子どもの教育費はどうすれば良いのか」、「住宅ローンの支払いができなくなる」など、家族からの追及と冷たい視線を絶えず受けなければならないからです。

1

中年リストラ、50社就活失敗、引きこもり……家族の厳しい視線が追い打ち

中年の引きこもり

前述のようにリストラされますと、失業に繋がりやすい。特に大企業勤務の中高年者は、次の働き先を見つけるのが難しいのです。仮に見つかっても収入が半分以下になります。そうなれば自宅にいるしか居場所がない。本人のみならず家族も近所の人の目が気になってしまい外出ができなくなるのです。次の事例を紹介します。

事例説明

大手企業をリストラ。再就職できず、妻といさかい

44歳の男性の事例を紹介します。私が勤務するクリニックを受診しました。大学卒業後に大手電機メーカーで勤務していましたが、大規模なリストラがありました。彼が所属するA機器部門のみが、同業の2社と合併し、B社となりました。勤務していましたが、3年後に業績が悪化し、会社は希望退職を募ることになりました。40歳以上が対象で、彼も含まれていました。

2回目のリストラです。拒否したのですが、会社には働く場所がないので、割増退職金をもらい退職しました。700万円以上あった年収額で、再就職できる企業はなく、結果的に200人規模の企業に就職しました。収入は450万円。ところが、2年後にこの会社が倒産。以後は、就職できる会社が見つかりません。

そのため、家に引きこもることになったようです。収入が減ったので、妻との喧嘩《けんか》が絶えないようで、離婚の可能性もあるケースです。生活費は割増退職金で、2〜3年はしのげそうですが、妻はパート勤務に出ています。

事例　2回のリストラ、企業倒産、「運がない」と語る

私：2回もリストラがあり、1回目は分社化で社を離れ、次に、その合弁企業が行きづまったのですね。再びリストラ対象に。厳しいですね。つらかったでしょう。

男性：その通りです。世の中は不条理です。運が悪い。落ち込みますね。妻ともうまくいってない。

私：200人規模の最後の企業も倒産とは。

男性：真っ暗ですね。真っ暗闇で。運がない。

私：日常はどうしていますか。

男性：以前は図書館に行っていましたが、今は寝室に引きこもっています。気力が出ないし、誰にも会いたくない、話もしたくないから。

私：奥様は、どう考えていますか？

男性：最初は優しかったのですが、1年も仕事が見つからないと、イライラして、不機嫌ですね。離婚もあるかも。

私：イライラしているんですね。

妻は「恥ずかしいから、外出しないで」と言う

男性：妻が「あなた、外に出ないでね。恥ずかしいから。失業したことがわかってしまうから」と言いますから、引きこもっています。「恥ずかしい」の言葉が堪《こた》えました。つらい。

私：奥様の見栄《みえ》ですか。女性は冷たいのか。「社会の目」が怖いのでしょうかね。

男性：妻の見栄ですね。夫が失業中と知られたくないからでしょうね。

私：う〜ん。日中は何をしていますか。

男性：本を読んでいます。どうして2回もリストラされ、倒産したかを知りたい。不条理だらけで涙が……。悔しくって、涙がでてきます。つらい。悔しい。

私：つらいですね。でもね、いまは、心の安定が大事ですよ。軽い薬を使います。イライラも減ります。そうすれば心にエネルギーがたまりますよ。しだいに気力が出て、落ち込みが減ります。そうなれば、今後、どうすれば良いかの見通しが立てられますよ。じっくり時間をかけて、いきましょう。

事例解説 家族は見守る姿勢で

10~20歳代から始まる引きこもりと中年者の引きこもりは、かなり違います。今回の例のように40歳前後までは企業などで働いていた人だから、引きこもりのきっかけは社会的要因の関与が大きいです。そうなると、精神科医の手に余りますが、一番つらい本人の気持ちを楽にして、元気になってもらうお手伝いができないかと思っています。

家族も問い詰めずに見守り、気力が出てくれば道も開けます。

マコトの一言

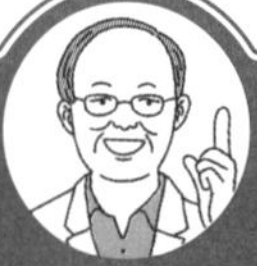

希望退職社募集というリストラが増えています。失業した場合、家族はどう対応すれば良いでしょうか。

面談で疲れているから休養を。自信喪失や自己嫌悪に陥っているので、問い詰めずに見守って欲しい。

2 53歳の会社人間が希望退職者候補に……息子の気持ちに気づいて再スタート

父親の姿に抱く感情

会社人間であった人ほど、希望退職させられた時のショックは大きい。家族も同様です。「家庭を犠牲にして働いた結果が辞めざるを得ないとは」、「会社は夫を、父をどう思っているのか、理不尽ではないか」の怒りや悲しみが蓄積されています。特に就職を控えた、あるいは受験中の子どもに与える影響は大きいと言えます。「なぜ大学に行くのか」、「どんな企業を選べばよいのか」などの疑問を持ちやすく、かつ父親の姿に複雑な感情を抱くことが多いからです。

事例説明 出社する気力がなくなる

53歳の西野太郎さん（仮名）は、気分が落ち込んで出社する気力をなくしました。かかりつけの内科主治医を受診しましたが、特に異常所見はありませんでした。紹介状を持って、妻と同伴で私の相談室を受診しました。

事例 ふさぎ込む日が続く

産業医：井山内科主治医の紹介ですね。過労で落ち込んでいるようですが。

西野さん：僕はメンタル不調ではないので、来たくありませんでした。まともですよ。紹介状を書いてくれたので来たんですが。

妻：夫は元気がなく、ふさぎ込む日が多かったから、心配なので受診させました。

産業医：眠れていないようですが。

西野さん：（怒りながら）当然ですよ。10月に、会社の「希望退職者リスト」に挙げられたんですから。しっかり働いてきたのに。
産業医　：会社の業績が悪いから？
西野さん：国内マーケットのみの販売企業で、ここ3年、売り上げ低下で、去年は赤字決算になりました。

50歳以上が希望退職候補……怒りで眠れず

産業医　：固定経費を減らすための希望退職ですね。
西野さん：人件費が高い50歳以上が対象で、割り増し退職金は1500～2500万円です。
産業医　：会社への怒りが……。
西野さん：そうです。休日も接待などで犠牲にし、長時間労働にもめげずに働いてきたのに。（ますます怒りが強まって）突然、希望退職とは！　おかしい。納得できない。
産業医　：なるほど。
妻　　　：夫の言うとおりです。帰宅もいつも深夜0時過ぎ。家族旅行もなしですよ。（実感を込めて）会社って、非情ですね。

西野さん：妻の言うとおりだ。

産業医　：最近、体調は？

西野さん：夜中や早朝に何度も目が覚めます。眠りも浅いです。

産業医　：まず、眠れるように睡眠導入剤を処方します。イライラしているので、抗不安剤も出しておきますね。

西野さん：副作用はないでしょうね。

産業医　：あまりないですよ。

西野さん：わかりました。

産業医　：ぐっすり眠れ、イライラが収まってからカウンセリングをします。

西野さん：カウンセリングしたって、何も変わらないだろう。

妻　　　：今後のためにですね。

——その後、カウンセリングを行いました。希望退職面談の内容を再現します。

50歳代の給与は若手の3倍、対象者面談

――12月に西野さんは面談を受けました。会社側は常務取締役、人事部長、直属部長の3名です。

会社担当者：お忙しい時に来ていただき、ありがとうございます。

西野さん　：何のお話ですか？

会社担当者：ご存じのように直近3年間、売り上げが落ち、この2年、実質赤字です。会社立て直しのための経営会議で決定しました。

西野さん　：うーん。

会社担当者：売却できる資産はもうなく、将来的にも、明るい見通しが持てません。来期も赤字が予想されています。そこで経費の5割を占めている、人件費をカットするしかないと、決定しました。

西野さん　：(声を振り絞って）なぜ、会社のために滅私奉公で働いた、50歳代がターゲットになるのですか？

会社担当者：50歳代の平均年収は1100万円です。若い人の年収は400万円ぐらいです。若者の3倍もらっている方が対象になるのは致し方ないかと。

西野さん：年功序列の賃金体系で、若い時は安月給でした。（怒りながら）今になって高給と言われても……理不尽ですよ。

割り増し退職金は、おわびの気持ち込み

会社担当者：申し訳ないです。経営者3名が責任をとって退任します。補充はなしです。次に1500～2500万円の割り増し退職金を付けます。さらに再就職あっせん会社に委託しましたので、相談に行けますよ。

西野さん：一生懸命働いたのは、同期の人事部長はご存じでしょう。

会社担当者：会社全体の取り組みなので。

西野さん：（怒気強く）納得できない！

会社担当者：では、1月に面談しましょう。

西野さん：（捨てぜりふ）辞めませんよ。

西野さんとのカウンセリングの過程で、ポイントになるエピソードがあります。5年前、高校3年生の長男（現在は会社員）との激しいやり取りを再現します。

「会社一筋はダサイ」と長男

西野さん：和夫（仮名）、受験はどうだ。一流大学法学部を目標にしているんだろう。

長男の和夫さん：違うよ。建築系が希望、そこそこのレベルの大学でいいんだ。

西野さん：一流企業に就職できないぞ。給与も安く、不安定で、将来性も分からないだろう。お父さんのような一流企業に入社すれば安泰だ。

和夫さん：（吐き出すように）一流企業でも、家庭は見向きもせず、やりたいことを我慢しなければならないなら、嫌だ。オヤジのような人生はゴメンだ。

西野さん：（怒鳴りつけるように）なに、生意気な！　一人前の口をきくな。

和夫さん：僕は、家はいらない。車やブランド品も買わない。高収入でなくても暮らせるよ。結婚もしないかもしれない。幸せと思えないからだ。オヤジのように会社一筋って、ダサイ……。

西野さん：（怒気強く）何がダサイんだ。今の生活ができているのは誰のおかげだ。

和夫さん：それを言ったら、おしまいだよ。部屋から出てってくれ！
西野さん：話は終わってない。
和夫さん：（怒りを鎮めながら）自分のやりたいこと、ライフスタイルを選びたいだけだ。
西野さん：後で後悔するぞ！
和夫さん：しないよ。将来、年収500万円あれば生活できる。
西野さん：名もない会社で……。
和夫さん：与えられた仕事はこなすが、自分の時間は好きなことができる会社を目指すよ。
西野さん：お前の考え方がわからない。
和夫さん：僕はお父さんの考えが理解できない。平行線だね。

さて、カウンセリングの続きに戻ります。

事例 今、長男の考えが理解できた

産業医　：息子さんとのやり取りを、よく話してくれました。

西野さん：希望退職面談に3回行って、やっと今になって、息子が言ったことが理解できました。家庭や好きなことを犠牲にしたのは、会社の要請もあったが、半分以上は出世したい私の欲望でした。（しみじみと）会社依存でしたね。会社も、それをうまく利用したんだろう。

産業医　：なるほど。悟ったね。

妻　　　：でも、妻として、夫は、懸命に働き、家族を支えてくれたのを理解していますよ。お父さんは、頑張ったよ。

西野さん：（感情がおさまらず）悔しい。情けない。でも結果は結果。今後のことは家族と話し合います。

産業医　：一流企業だから、恵まれた割り増し退職金でした。一流企業に就職したメリットもあったわけですから、後は、あなたの判断ですよ。

事例解説 若者の考えも取り入れる

若者と中高年者のギャップが言われていますが、中高年男性は会社への依存や一方的な思い込みが強い。一方、若者は親世代を見ながら育ったので、現実的です。両者の考えを足して2で割ったくらいが良いかもしれませんね。

マコトの一言

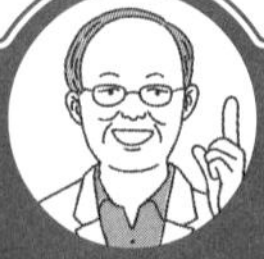

夫がリストラされ、私以上に就活中の子どもがショックを受けました。どう対処すれば良いのか？

（子どもへ）会社一筋ではなくワーク・ライフ・バランスができる企業を選ぶこと。（夫へ）仲間づくりや趣味も楽しむように。

第4章

定年後の私と家族のメンタルヘルス

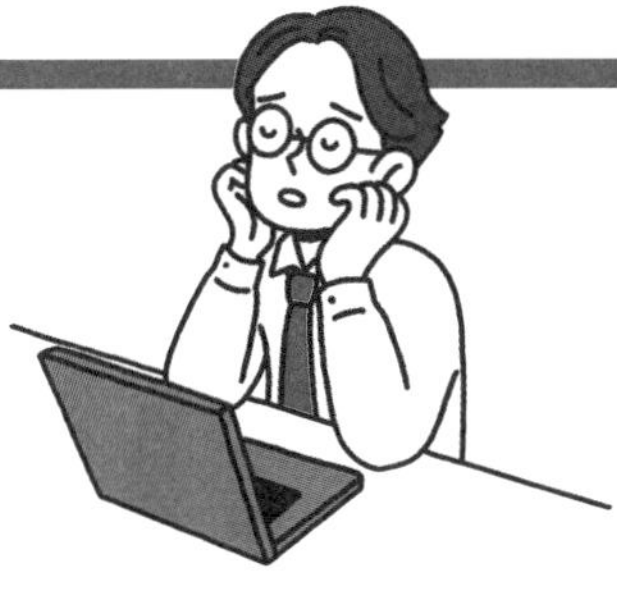

1 定年後の生活

ストレスを〝感染〟させない

本章は定年後の夫婦だけの生活をメインに、「定年後、行くところがなく妻に依存……『お昼ご飯は外で食べてね』と言われ…」、「仕事人間の夫の定年退職で妻が胃痛に……ストレスを〝感染〟させないためにどうすればいい?」、「業績不振の責任で突然の社長退任、ついつい朝から飲酒し、アルコール乱用に」、「執行役員で定年退職、地域活動でエリート意識が嫌われ……適応には『年少組』の自覚を」の4編から構成されています。

企業戦士が粗大ごみ？

ビジネスマン・OL、とくに男性はバリバリ働いているときは「企業、産業戦士」と言われる。しかし退職し家に閉じこもれば産業廃棄物・粗大ゴミ（こんなひどい言われ方には腹がたつけれど）とサラリーマン川柳の名句に、「粗大ごみ　朝出したのに　夜帰る」がある。

彼らの多くは3種の神器、「麻雀・ゴルフ・カラオケ」に興じる以外は、特に趣味というほどのものはない人たちだ。しかし、退職すれば遊び友達の多くは社内の人間なので、真っ先に仲間がいないことに気づく。気づくのが遅すぎますが。

「主人在宅ストレス症候群」に

仕事はなく、友達もなく、家にずっと閉じこもる。妻も最初は仕方がないと思っているが、しだいにイライラしてくる。昼ごはんも用意しなければならないし、友達も家に呼ぶのが難しくなるからです。「主人在宅ストレス症候群（黒川順夫博士提唱）」と言われる所以でしょう。

「濡れ落ち葉」と？

エッセイストの樋口恵子さんが紹介し、一般に使われている言葉に「濡れ落ち葉」がある。流行語になった言葉ですから、ご存じの方も多いのでは。すなわち、落ち葉は掃いても、掃いてもたまる。濡れた落ち葉は掃いても衣服などにベターッとくっ付いて、離れない。言いかえれば、仕事一筋の会社人間である夫が定年退職して仕事がなくなり、外出しなくなって、家に閉じこもりがち、「定年後の引きこもり」。つい、妻にまとわりつく。妻が「天気がいいから、外でも出かけたら」と言っても、なかなか出かけずに家にいる状態。1日中、「食事、風呂、寝る」の3語しか言わない夫の世話をしなければならず、妻のストレスがたまります。

このように定年退職は、男性にとって大きなストレスです。40年以上にわたる働く生活から、仕事のない人生への大きな転換ですから。

「今後、それぞれの生活」を話し合う

こうならないためには定年直前に、妻は「定年、お疲れさまでした。長い間のお勤めで

したね」と言いながら「今後の生活について、話し合いましょう。なぜなら二人だけの生活になりますね。この30年間、主婦として過ごし趣味も楽しめて、仲間もいますの」、「あなたにもあなたの趣味やお仲間と過ごす時間を大切にしてください」、「それぞれの生活を尊重しましょう」と提案したらどうでしょうか？

夫が「定年後は夫婦二人だけの生活ではないか？」と疑問を呈したら、もう一度「コーラスをする楽しみがあるし、友達がいます。その時間も大切にしたいの…」と言ってください。

「たまにはあなたの作ったご飯を食べたり、外食したりしたい」、「お互い好きなことをして一人になる時間も要ります。例えばあなたが午前中は出かけ、昼食はお弁当にするか外食後に、帰ってくれたら嬉しいです」と提案するのも良いでしょう。最初の取り決めが大事です。

1

定年後、行くところがなく妻に依存……「お昼ご飯は外で食べてね」と言われ…

「行くところがない」

定年になって気づくのは、会社の有難さでしょう。それまでは通勤のしんどさを感じていたのですが。起床し朝食を食べれば電車に乗って行く場所があった。出勤すれば良かった。ところが定年になると、行く場所がない。

行き場所がない！　頭に浮かぶのは図書館、公園くらい。図書館に行き、並びやっと入館できた。座る場所と新聞の確保をしなければならない。周りを見れば、同じ年代の男ばかり。定年退職者であることが、すぐわかる。新聞に目を通し本を読んでも、目的がないから張り合いがない。

趣味？　仲間もいない

早めに帰宅すると、妻から「昼ごはんの用意はしてないの。これからお昼ご飯は、外で食べてね。私は家でやることが有るから」と言われ、呆然としてしまう。喫茶店くらいしか行き場所がない。「小遣いは月に2万5000円。年金生活だから仕方がない。昼食は500円以内にしないと」と落ち込み気味です。

在職中から趣味やスポーツなどを楽しむ、社外に遊び仲間を作る、この2点がなされていない人が多い。途方に暮れることになってしまう。

「妻依存」が始まる

多くの人や物を喪失する定年。「俺には妻しかいない！」という事実に気づく。そうなると管理職が長かった人は、無意識に妻を部下のように考え、管理しようとします。あるいは、何もかも妻に依存していく。

依存対象にされがちな妻は、夫の存在が重荷になっていきます。

事例説明 妻が家にいないと寂しい

「前の職場に立ち寄った帰りなので、ちょっと」と言いながら、退職した会社の相談室を訪れたのは、66歳の狩野太郎さん（仮名）。「定年してから行くところがなくて、妻がいないと寂しくてね……」と語り始めました。メーカーの購入本部長だったので、会社員としてはいいところまで行った人です。ああ、この人もある程度偉くなった人が陥りがちになるパターンだな、とピンと来ました。私が産業医を務める企業には、退職者の相談を受けつけているところもあります。狩野さんの話を聞いてみましょう。

事例 妻には妻の生活がある

狩野さん：ちょっと恥ずかしい相談で、勇気を奮って来ました。
産業医　：よく来てくれました。
狩野さん：なんて言うのか……妻がうちにいないと寂しいんですよ。

産業医　：寂しいんですね。

狩野さん：この前は「お願いがあるの、せめてお昼ご飯は、外でね」と妻に言われたんですよ。特に行くところもないし、僕はうちの方がいいんですけどね。

産業医　：でも、3食用意させられて、一日中一緒では奥さんも息苦しいでしょう。

狩野さん：僕はそんなことはないんですけどね。

産業医　：友だちと会う時間も欲しいでしょうし、奥さんには奥さんの生活がありますからね。

妻は旅行にも乗り気じゃない

狩野さん：先生、退職すると、男って、何もすることがないんですね。

産業医　：趣味やゴルフは？

狩野さん：ゴルフは一人ではできませんから。

産業医　：旅行は？

狩野さん：妻と行きたいんですけど、乗り気じゃないみたいで。

産業医　：う～ん。

事例解説 「亭主元気で、留守がいい」から急変

定年後、つらい状況に追いこまれる男性は少なくありません。サラリーマンとして成功した人の中には、人間関係が会社関係に限られていて、そこで気分よく過ごしていたので、それ以外の世界に人間関係の広がりを持たないケースもよく耳にします。

一方、専業主婦にとっては「亭主元気で、留守がいい」という言葉を実感してきた方も多いでしょう。要領よく家事を済ませたら、自分の時間を楽しめるわけですね。ところが夫が定年退職して、一日中、家にいるようになると、まず、3食作らなければならない。そのための買い物、食事の準備、後片づけ。以前なら、お昼はありあわせのもので、ちゃちゃっと済んだのに。「昼は外で食べてね」と言いたくもなるでしょう。

続きを見てみましょう。

事例 行くところがない

産業医　：うちにいて奥さんの世話になりっぱなしというわけにもいかないでしょう。
狩野さん：う～ん、先生、でも、行くとこがないんですよ。
産業医　：作らないと。
狩野さん：図書館か公園くらいしかない。
産業医　：好きな本を読んだらいかがでしょうか？
狩野さん：集中力が続かないんだ。知識をひけらかす相手もいないしね。
産業医　：仕事人生、会社人間で成功した人のツケですね。
狩野さん：う～ん、そうだろうな、趣味や仲間を作ってこなかったから。

「あなたの課題ですよ」

産業医　：何とかしないとね？
狩野さん：今さら、趣味なんてね。
産業医　：何を言っているんですか。あなたの問題ですよ。
狩野さん：わかっているけど、困って相談に来たんですから。

事例解説 まずは気づきから

在職中は、やるべきことを会社が、学生時代は学校が与えてくれました。でも、退職後の人生は、自分で考えなければなりません。与えられる人生を生きてきたためか、あなた任せの人が多いように思います。「自分の課題だ」と思わない。まず気づきから始まりますね。面談の続きです。

事例 夫は「妻依存」、妻は「主人在宅ストレス症候群」

産業医：朝から晩まで、ずっと一緒にいられたら、奥さんがつらいですよね。

狩野さん：だけど妻がいないと寂しいですよ。会社員の時には部下も取引先の人もいたけどね。

産業医：妻依存ですね。

狩野さん：依存、そうだろうな。甘えているかもしれない。

産業医：奥さんは、お母さんですか？

狩野さん：母には甘えられなかった。いい子をしていたからね。（笑顔になり）妻なら甘えられるんだ。

産業医：あなたは、妻依存症ですよ。

事例解説　「濡れ落ち葉」＝妻依存症

先にも示したように、狩野さんのような状態は俗に「濡れ落ち葉」と言われ、妻の状態を心療内科医の黒川順夫氏は「主人在宅ストレス症候群」と呼びました。妻にまとわり続ける状態です。私は「妻依存症」のようなものだと考えています。人に依存したり、お酒などに依存したり。問題はそれが適度かどうかです。過度になれば、依存症でしょう。続きを見てみましょう。

事例 妻は、自分の時間がほしい

産業医：奥さんの明るさ、笑顔が減っていませんか？

狩野さん：笑顔が減っている感じがしますね。無愛想になってきたというか。

産業医：奥さんは、自分の時間が欲しいんですよ。あなたが理不尽にも、まとわりつくから。笑顔になれないんですよ。

狩野さん：そうかもしれないなぁ。僕がストレスになっていると思ってはいますけどね。

産業医：それに気づいたなら、もう一度、図書館にチャレンジするか、スポーツクラブで汗を流しましょう。運動もいいですよ。

狩野さん：図書館はもういい。高齢者が多くて、自分を見ているみたいで、よけいにしんどい。運動をしてみるか。

産業医：スポーツクラブならトレーナーがいて、ふさわしいプランを作成してくれますよ。

狩野さん：スポーツクラブか。

スポーツクラブに通い始めた

――狩野さんは、それからしばらくして相談室に顔を見せてくれました。

産業医：スポーツクラブに通っていますか？

狩野さん：行ってみたら、スポーツクラブに通っています（うれしそうな表情で）元気なトレーナーが、運動プランを作ってくれました。トレーナーの笑顔がいいんですよ。続けていますよ。

産業医：それは良かったですね。

狩野さん：週に3回、外出して、食事もしてくるので、妻にも笑顔が少し戻った気がします。続けないとね。

事例解説　時間ができたら、まず行動

今回の例は、行動に移すことができたケースです。相談に訪れて、わかってはいても動かない人も少なくありません。定年退職で時間ができたら、まず、行動です。

例えば、家の周りの散歩から始めましょう。力が少しついたら、フィットネスクラブで〝筋トレ〟をする。定年後、最も衰えるのは筋力ですから！

マコトの一言

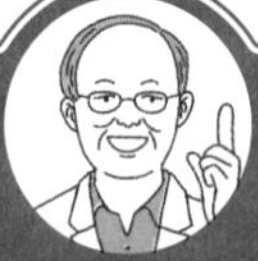

夫を見ていると悲しくなる……仕事以外は何もない人
どうすれば良いのですか？

定年後の二つの課題。仲間と楽しめることを探すこと。趣味が見つかり打ち込めば、仲間もできるよ！

2 仕事人間の夫の定年退職で妻が胃痛に……ストレスを〝感染〟させないためにどうすればいい？

「妻の世界」への配慮が？

夫の定年で大きな影響を受けるのは妻、特に専業主婦でしょう。夫が働いている40年間、妻は「自分の世界」を築きあげています。そこに突然、夫が入ってくるから混乱するのは当たり前のことかもしれません。

大きなツケに気づけるか

「妻の世界」があることに、気づきができるかどうか。残念ながら多くの夫は、妻には関心が乏しいようです。

会社・仕事がなくなって初めて、妻の存在感や意義を実感します。遅すぎますよ。いままで家族・家庭を顧みなかったツケが現れるのです。大きなツケであることからの認識からスタートします。それができないと「家庭内別居」や「定年離婚」の悲劇に突入します。

今回の事例について

バリバリ仕事をやってきて出世もした仕事人間が、定年退職すると、新しい生活になじむのに苦労して、それが家族の重荷になることもあります。佐藤さんは63歳で大手メーカーを事業部長で定年退職しました。いままで大きな病気をしたことがないタフな仕事人間でした。専業主婦の妻と、二人の子どもがいます。ともに就職し親元を離れて生活しているので、現在は夫婦の二人暮らしです。

事例説明 うちにいてやることがない

退職後数か月間はお別れの会や挨拶状の処理などで多忙でした。一息ついたら、日々やることがない状況に直面したのです。仕事だけでなく、語り合う仲間や部下もいない。退屈で朝から一日中、動画を見ています。妻から、「何か趣味を持ったら」と勧められて、絵画教室に行きましたが、仕事のような達成感がないので、やめてしまいました。

真夏にクラクラし、めまいや耳鳴りを感じて、初めて寝込んだのです。「耳鳴りがする。体がだるい。頭がしびれる」と訴え、近くの診療所を受診しました。

病院を転々とする

主治医から「異常所見はありません。定年で、生活の変化があり体調を崩したのでは？」と言われました。しかし、めまいもあるし、何か病気を見落としているのではないかと心配になった佐藤さんは、総合病院の耳鼻科を受診。そこでも検査の結果、「身体に異常はありませんよ。メニエール病も考えられますが、ストレス病かもしれません」と診断されました。検査に通っている時の佐藤さんは、なぜか生き生きしていました。

診断に不満だったので、次は大学病院の「めまい外来」や脳神経外科も受診しました。MRIなどの画像診断を含めた精密検査を受けましたが、メニエール病ではありません。妻の勧めでもう一度、近くの診療所を訪れたところ、メンタルクリニックを紹介されたのですが、彼は納得がいきませんでした。

妻、生活の急変に悩む

これでは妻の方もストレスはたまるばかりです。夫が働いている時は、日中は自分のペースで家事や好きなことができました。しかし定年になり一日中家にいると、食事の心配もしないといけません。不機嫌な夫の応対で気が休まる間がないのです。「なんとかしてほしい」と悲鳴を上げたくなります。それで夫に趣味ができればと思い、絵画教室を勧めたのですが効果はなし。胃痛が発生したのです。夫のしかめっ面を見ると、キリキリと痛みが差し込んできます。

夫がストレス、妻の方が精神科を受診

このケースは、妻の昭代さん（仮名）が私の外来を受診して担当することになりました。昭代さんは、精神的な問題が体に症状として表れる「身体表現性障害」と診断しました。ノイローゼです。軽いクスリを処方し、カウンセリングを行いました。昭代さんの不調の

原因は、終日家にいて不機嫌で病院巡りをしている夫の存在にありました。カウンセリングで夫との生活を振り返り、いろいろなことに気づきました。

事例 仕事はストレスだが、夫は活躍

昭代さん：夫が40歳から50歳代のころは、多忙で帰宅も遅かった。私は「ちゃんと休みを取った方が」と思っていましたが。いま思えば、あの時の夫は生き生きとしていました。

精神科医：生き生きしていたんですね。

昭代さん：バリバリ仕事をこなしていたんだなぁと思い出しました。部長にも早く昇進したし。

精神科医：仕事が活動源になっていたんですね。

昭代さん：今になってわかるのですが、夫にとって、仕事はちょうどいいストレスだったのかもしれません。

精神科医：そうですね。ストレスはマイナスに作用するだけではなく、プラスに

も働きます。人生のスパイスですからね。
昭代さん：スパイスですか。
精神科医：ストレス学説を提唱したハンス・セリエ博士が言っています。例えば塩分が程よくあれば、料理もおいしい。
昭代さん：頑張るエネルギーになるんですね。だから定年で仕事がなくなった今は、ストレスがなくなってしまったのでしょうか。

趣味を持つように助言をしたが……

精神科医：そうです。何か張りになるような刺激が必要ですね。ストレスがね。趣味は、どうかな？
昭代さん：趣味がない人で……。私は絵が好きなので絵画教室を勧めたのですが。夫は「手ごたえが感じられない。仲間がいないから張り合いがない」と言って、すぐにやめました。ゴルフも勧めたのですが。練習だけでは面白くないみたい。
精神科医：グリーンに出ないの？
昭代さん：退職したらゴルフ仲間もいなくなって。4人1組で回るから。

現実を受容できず

精神科医：ご主人の病院巡りは、仕事の代わりに病気探しという課題を見つけて取り組んでいるのかもしれませんね。だけど、それもどこか違うと感じているから不機嫌で、自分の状態の気づきができていない。

昭代さん：わかっていないです。

精神科医：退職した現実を受け入れていない。受容されていないですね。

昭代さん：もちろん頭ではわかっているでしょうが……。

精神科医：感情や体が受け入れていない。

昭代さん：わかります。

精神科医：何か張り合いになるもの、適度なストレスがあれば、病院巡りも減るでしょう。

昭代さん：もう一度、夫婦で話し合ってみますね。

精神科医：時間がかかるかもしれません。

事例解説1 ストレスは人生のスパイス！

事例から浮き彫りになるのは、ストレスの意味と役割です。図示しました「STRESSを文字でつづれば」を見てください（次頁）。

キモは最初のSである「ストレスは人生のスパイスである」はセリエ博士の名言です。過剰なストレスに押しつぶされて、心の病気になってしまうケースも少なくありませんが、それがないのも問題ということです。夫にとって仕事は適度なストレスで、活動のエネルギーでした。仕事のストレスがなくなった状態の受容ができていない点。これも、ストレスコントロールができていないということになります。

昭代さんは終日家に閉じこもる夫の存在が、過剰ストレスになって、「身体表現性障害」に陥りました。過剰なストレスは病気の原因や引き金になります。

事例解説2 夫を変えるのは難しい、自分の生活を元に戻す

カウンセリングの後半は、対処行動のサポートでした。夫と勇気をもって話し合い、彼

STRESSを文字でつづれば

S ストレスは人生の**スパイス**（Spice）である（ハンス・セリエ博士）

T 過激なストレスは、**ストレス病の引き金・要因**（Trigger）になる

R ストレスにには**リラックス**（Relax）が必要

E 適度なストレスは**活動のエネルギー**（Energy）になる

S ストレスは**気づき**（Self-check）が大切である
ストレスチェックで気づきを

S ストレスは場（職場・家庭など）と個人の
ストレスコントロール（Stress-control）が大切

図1　STRESSを文字でつづれば（図は夏目、村田による）

の行動変容を求め実行させる。昭代さんは頑張りました。「どうすればいいか話し合いましょう」と言っても、夫は逃げ腰で現実に向き合いたくない感じがあるようです。「せめて午前中は出かけて、昼ご飯を外で食べてきて」と提案しました。うつむいていたので「図書館はどう。新聞もあるし、本も多いから」と勧めました。週に1日は出かけますが、そこまでです。

　夫はなかなか変わらないので、昭代さんは仲間を以前のように週に数回、自宅に招き、自分の生活の充実を図り、楽しむようにしました。私もその考えをカウンセリングでサポートしました。定年後の仕事人間が新しい生活に張りを感じるようになるのは、意外と難しいのです。

マコトの一言

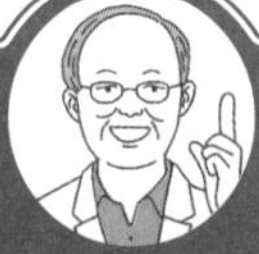

定年後、夫が毎日、家に！　趣味や仲間とのおしゃべりができない。　調子が良くないです……。

新環境に慣れるかどうか？　様子を見、もし家にいるなら「私の生活があるから」、「昼食は外で」と言う。

3 業績不振の責任で突然の社長退任、ついつい朝から飲酒し、アルコール乱用に

「アルコール乱用と依存症」が増加

定年後の「メンタル不調」で多いのはアルコール乱用か依存症です。することがないので、沈みがちな気分を挙げようとし、朝から飲酒します。昼頃まではかなりの量に。寝る前にも、「飲んだらよく眠れる」とつぶやいて、同じように飲みます。毎日繰り返すようになります。

このような飲酒を週に2~3度ならばアルコール乱用、毎日ならば「アルコール依存症」に該当。アルコール乱用の段階で対応しましょう。

今回の事例について

定年退職後にメンタル不調になる人には、会社にうまく適応してそれなりに出世してきた人が少なくありません。中には「毎日が日曜日」になって、つい朝からお酒に手が伸びてしまう人もいます。関連会社に社長として出向し、業績不振に陥り、経営責任を問われ突然退職することになった飯田裕次さん（63歳、仮名）もそのひとりです。会社の健康管理室に相談の電話があって、私が対応することになりました。

事例説明 朝からビールを飲むと、うつうつ気分が楽に

飯田さんは社長としての多忙な生活から一変して暇になりました。想定していたよりも2年早い退職。やらなければいけないことはないので、起床時間が遅くなり、生活リズムが乱れてきました。業績については、様々な経済情勢も関連していたのに、自分が責任を問われて退職させられたので、無念な思いが残り、毎日がうつうつとした気分です。退職して気づいたのは、相談する仲間がいないことでした。

朝起きて、「元気をつけよう！」と缶ビールを飲んだら、気分が楽になりました。寝付きが悪くて、「真っ暗な夜が怖い」と感じるようになったので、寝酒も始めました。お酒を飲むと寝つくことはできるのですが、夜中に数回覚醒します。その度に冷蔵庫を開けてビールを飲んで眠りにつくのが習慣になってしまいました。

深夜、台所で夫がゴソゴソしているのを心配した妻の早苗さん（仮名）に問われたので、理由を伝えました。「ビールを2本飲むと眠れるんだ。でも1、2時間して目が覚めるから、また1本飲む。それで眠れるけど、また起きてしまうんだ。ぐっすり眠りたいよ」

アルコール依存症を心配した妻は、夫が勤務していた会社の産業看護師に電話をしたというわけです。夫婦同伴で私の所に相談に来ました。

事例　毎朝のビールと寝酒が習慣に

産業医：退職されたのですね。

飯田さん：関連会社の社長になって懸命に働いたんですけど、ツキがないというのか、業績は下降の一途でした。

産業医：大変でしたね

飯田さん：責任を問われて、6月末に退任。65歳まで働きたいと思っていたのに、2年早くなって予定が狂いましたね。

産業医：急な退職、想定外ですね。

飯田さん：突然、毎日が日曜日になったんですよ。あわただしい生活から、何もすることがない毎日……。

産業医：それで。

飯田さん：イライラ、うつうつするから、朝、酒を飲んだら、気分が良くなりましたね。夜は眠れないので、寝酒をしたら眠れたんですよ。

産業医：朝から？

飯田さん：ほぼ毎日ですから、良くないと思っているんですが、会社に行くわけではないので構いません。

アルコール依存症が心配

産業医：お話から判断すると、アルコール依存症というほどではありませんが、その手前のアルコール乱用のレベルですね。ただ、これが続くと、やがて依存症になりかねませんよ。そうなると、断ち切るのに大変苦労します。

早苗さん：夫のつらい気持ちがわかるので、最初は大目に見てきましたが、ひどくなるばかりで、心配になって連れてきました。どうすればいいのでしょうか？

飯田さん：早苗、俺はアル中、依存症じゃないから。今まで、アルコールでトラブルを起こしたことはない。心配はいらない。

産業医：飯田さん、このままでは依存症になりますよ。

飯田さん：そうですか。どうすればいいでしょうか。

産業医：原則は断酒です。今日から断酒をしましょう。

断酒ではなく、節酒ではだめか

飯田さん：断酒はきつい。気をつけるから節酒にしてほしい。

産業医：それが出来るくらいなら、受診するに至らないでしょう。必要なのは断酒です。

早苗さん：あなた、お願い、断酒をしてね。息子や娘たちのためにもね。良いお父さんのイメージをこわさないでほしい。

飯田さん：子どもたちのためにもなぁ……。

早苗さん：お願いだから。

抗不安剤と睡眠導入剤を処方

産業医　：イライラ、うつうつ気分を鎮めるために抗不安剤を飲んでください。眠れるように睡眠導入剤を処方します。
飯田さん：イライラ、うつうつに効く薬ですか……ありがたい。
産業医　：軽い薬ですから飲んでくださいね。眠気がでる程度の軽い副作用はありますが心配は要りません。
飯田さん：断酒して、薬を飲むんですね。わかりました。
早苗さん：あなた、二人で頑張りましょう。
産業医　：2週間後に来てください。

朝まで眠れるようになった

――2週間後の面談です。

産業医　：どうですか？
飯田さん：薬の効果と家族が気をつかってくれるおかげもあって、気持ちが落ち着いて眠れるようになりました。

産業医：良かったです。状態が良いので抗不安剤は2錠を1錠にしても構いませんよ。

飯田さん：1錠にします。

産業医：1か月後に来てください。

事例解説　退職後のアルコール乱用は止められる

このようにして飯田さんは、家族の協力もあって断酒し、アルコールの乱用をやめることができました。薬も毎日服用することから、必要な時に飲むようになり、その後は、薬なしで過ごせるようになっています。

退職後に暇になってお酒の量が増える方の相談を受けてきましたが、ほとんどが、依存症まで進まず、乱用レベルです。その時には断酒をするのは難しそうに思えるかもしれませんが、必要に応じて薬を使えば役にたちます。落ち着けば、薬をやめることはできます。

マコトの一言

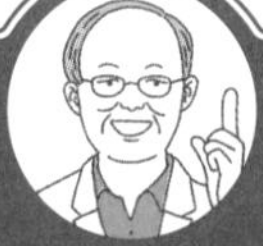

夫が定年後、「眠れない」と言って「寝酒」を。週に数回も。
どうすれば、良いでしょうか。

「アルコール乱用」です。定年後に増加。クリニックに受診させ睡眠導入剤の服用で脱却可能。早めの対応こそ！

4 執行役員で定年退職、地域活動でエリート意識が嫌われ……適応には「年少組」の自覚を

〝偉い人〟ほど難しい！

在職中のポストが役員、本部長、局長などの高い役職、偉い人ほど定年後生活に適応するのが難しい。私は多くのエリートのあがきと苦悩を見てきました。彼らも地域社会に入ろうとしますが、日ごろからの「上から目線」、デカい態度なので敬遠されます。

地域社会に後述するように「年少組」、「年中組」、「年長組」があるのを知ってください。会社で偉い人でも、「地域では〝ただの人〟」の自覚が求められます。定年したばかりの「年少組」なので指示されたことを手伝うことからスタートします。

今回の事例について

企業で精神科の産業医をしていると、定年退職後の「第二の人生」にスムーズに移行するのは難しいものだと思う事例と多く出合います。所属する会社と仕事がなくなり、地域活動に参加しようとして、煙たがられた元執行役員の例を紹介します。

事例説明

町内会のイベントに参加してみたが……

大手企業の執行役員を最後に退職した上羽太郎さん（66歳、仮名）は、会社を離れた「第二の人生」でも人と交わるのが大事だと自覚していました。専業主婦で地域に知り合いの多い妻に誘われて、取りあえず町内会イベントに参加して、会合にも顔を出しました。しかし、気軽な話し相手ができず、「また顔を出してください」という声もかかりません。「合わないのだろう」と考え、別のイベントなどに参加しても、うまく溶け込めず、しだいに外出するのがおっくうになり、家でパソコンを開いては動画を観ているようになりました。

心配した妻に、「働いていたころはイキイキしていたのに、元気がなくて別人みたい。お付き合いのあったメンタルの先生のところに相談に行ったらどう」と勧められ、かつての職場の精神科産業医であった私のところに相談に来ました。

事例 仕事に勝るものはない

産業医：お久しぶりです。定年になって1年くらいでしょうか？
上羽さん：それくらいですね。妻に相談に行ったらどうかと言われて来ました。
産業医：活気がないように感じますが。
上羽さん：会社にいたころは勢いがありましたからね。
産業医：定年になってガラリと変わった？
上羽さん：そうですね。先生は医者だから定年ってピンとこないでしょうが。
産業医：でも、ストレスが減るのでは？
上羽さん：仕事にはシンドイこともあった。でもやりがいがあるからね。
産業医：わかります。

上羽さん：今はすることがない。
産業医　：何とかしないとね。
上羽さん：やっぱり仕事に勝るものはないんですね。
産業医　：それは終わったことです。
上羽さん：朝起きると、今日はどこへ行こうかって考えるんです。
産業医　：風の便りで町内会活動をしていると聞きましたが？
上羽さん：妻と一緒に町内会のイベントに参加しました。
産業医　：どうでしたか町内会の活動の方は？

無意識のうちに「上から目線」

上羽さん：相談に来たのは、町内会活動になじめなかったからです。
産業医　：溶け込めなかった？
上羽さん：役員の人に挨拶をして、努力をしたつもりですけど。
産業医　：新しい人間関係になじめないという相談から感じるのですが、「上から目線」になっていませんか？
上羽さん：（不思議そうに）そんなつもりはないと思いますが。

産業医　：会社の時と同じような態度では？

上羽さん：多少はあったかも。

産業医　：イベントでは雑用がありますね。椅子を出したり、テーブルを並べたり。協力しましたか？

町内会では、新入生という自覚が必要

産業医　：町内会では新しく入った「年少組」でしょう。

上羽さん：「年少組」って何ですか？

産業医　：ベストセラー作家の森村誠一さんの言葉です。彼は退職した高齢者を余生の「年少組」「年中組」「年長組」の三つの階層に分ける考え方を提案しています。「年中組」が力を持っているとすれば、「年少組」には仲間に入れてもらう意識や努力がいるでしょう。

上羽さん：う〜ん、新入生か。部下が150人もいたのになぁ。

産業医　：（キッパリと）地域の人にとって、会社のキャリアは全く関係のない話ですから、そこを自覚しないといけませんね。

上羽さん：関係ないか。

産業医：あなたのような人のために、森村さんが書いた文章を、読み上げますから、心に刻んでくださいね。

現役時代の態度や言動を改められない。すると、もっとも勢力の強い年中組から排斥され、いじめられる。「あの野郎、なんだ、でかい面しやがって」ということになる。

「長」の尻尾のせいで、今は同じ立場であることがわからなくなっている。そして、嫌われる。そうすると行き場所がない。(『老いる覚悟』より)

上羽さん：だから避けられたか、う〜〜ん。

「役員だった」は反感を招く

産業医：まさか、「役員をしていた」と話したのではないでしょうね？

上羽さん：ついつい言ってしまいましたね。

産業医：「偉そうに役員だと言っているよ」と反感を持たれ、誘われなくなった。

上羽さん：ああ、確かに「上から目線」だったかもしれません。

産業医　：過去は過去、今を生きるのですよ！　それには「年少組」としてスタートする覚悟が必要です。

上羽さん：「年少組」か。

産業医　：覚悟ができますか？

上羽さん：……（沈黙が続く）

産業医　：実行あるのみ。

上羽さん：（小声で）わかりました。

産業医　：（強い口調で）「あなたの問題ですよ」

年少組の自覚を持って行動すると

――4か月ほどたったころ、上羽さんが相談室に顔を出してくれました。

上羽さん：先生、書類の手続きがあって会社に来たので寄らせていただきました。

産業医　：「年少組」の覚悟、続いていますか？

上羽さん：少しずつですが。妻に相談したら、先生と同じことを言われたので、覚悟しました。できていると思います。

産業医　：良かった。

上羽さん：地域で話せる人ができそうです。

事例解説

過去との決別を行動で示し持続させること

定年退職後、地域社会に溶け込むには、会社や地位は過去のことと割り切って、決別できるかどうかが重要です。「わかっている」と言う人は多いのですが、頭だけの理解ではいけません。行動に移し、それを持続することがキモです。決別できない人は引きこもったままになってしまいますよ。

マコトの一言

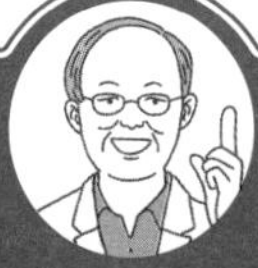

役員で退職。日ごろから「上から目線」、態度もデカイ。
地域社会への参加が難しい？

地位と地域社会は全く無関係。新入生のつもりにならないと。できないと孤独人生が待っているよ……。

終わりにあたり

私（通称、〝マコマコ〟です）は、精神科医を約53年間。精神科産業医（45年間）として、メーカーや金融機関、ＩＴ産業、または国家・地方公務員など、13社で長きにわたり勤務してきました。さらには公共機関・団体や企業などからの研修講師や講演依頼は１５００回を超えます。おそらく全国でも、「精神科医」としては稀な存在かもしれません。

本書を終わりにあたり、「精神医学」の特殊性について説明し、皆さんの提示された事例理解の一助にしたいと思います。他科と比較し「精神医学」はまだまだ発展途上の学問です。なぜなら科学による解明が遅く（ほとんどの疾患の病因が解明されていない）、他科では当り前の心電図や血液検査、ＭＲＩ（磁気共鳴画像診断）・画像診断などの科学的検査法がありません。それゆえ「診察・診断法」が異なるのです。

内科医などは客観的検査を活用しながら「病名」を絞り込んでいきます。それゆえ大きな違いは次の1点に集約されます。

　診察は患者さんとの対話（診察・相談室など）が中心です。その時に対面をされた方の〝顔だち、表情の動き、目の色・輝き、視線の動向、動作〟などの視覚領域から始まります。次いで対話過程で得られた、不思議と思われる話や、とぎれとぎれに話す、まとまりに欠けているお話です。

　得られた結果は、精神科医が持っている〝心のカメラ〟に数枚の画像として鮮明に焼き付けます。

　診断がつき薬物療法やカウンセリング、休養などで症状が変化します。

　軽快かどうかを、どう判断するのでしょうか？

　まず客観的には憂うつ感情やイライラ、不安、恐怖、不眠などの症状が軽快するか消退しているから。

　次に〝心のカメラ〟に焼き付けた画像と比較検討します。硬かった表情、どんよりした目、定まらないか固定しがちな視線、緩慢な動作。それらが柔らかな表情（時には笑顔が）になり、目に輝きがもどり、視線の動きも自然に、動作もてきぱきとなっていきます。かつ対話の声もはっきりし内容にまとまりが出てきます。このように症状消失の客観性と〝心のカメラ〟に焼き付けた画像の変化による主観的判断、両者から判断です。

　医師はケースのみならず、職場の上司や同僚、仲間、家族などとの対話を重視。ケースも同様でしょう。

難しい内容ですが、皆さん方も事例を通し理解していただけるのではないかと思います。

長文を読んでいただき、ありがとうございました。

稿を終えるに当たり「ヨミドクター」を立ち上げ、私のコラム編集を担当していただいています渡辺勝敏様、かつての編集者、小坂 剛様、教育評論社編集者の小山 香里様に、謝意を表します。

2024年2月

夏目 誠

＊この書籍は、読売新聞の医療・健康・介護サイト「ヨミドクター」で、
「産業医・夏目誠の『ハタラク心を精神分析する』」（2019年2月27日〜2021年8月18日）、
「産業医・夏目誠の『ストレスの付き合い方』」（2021年9月1日〜2023年10月11日）に
掲載されたコラムの中から抜粋して一部修正して掲載しています。

協力　読売新聞社

〈著者略歴〉

夏目　誠（なつめ　まこと）

1946年愛知県生まれ。精神科専門医・指導医・産業医、大阪樟蔭女子大学名誉教授、人事院・心の健康づくり指導委員会委員、日本産業ストレス学会元理事長。

1971年奈良県立医科大学卒業。精神科産業医を45年経験し、大阪府こころの健康総合センター部長などを経て現在、大企業4社で精神科医・産業医として相談・診療をしているほか、「身近な事例から体得するメンタルヘルス」について講演（現在までで約1500回）を行っている。

著書に、『中高年に効く！メンタル防衛術』（文春新書）、『「スマイル仮面」症候群』（NHK出版）、『勤続疲労に克つ』（SBクリエイティブ）、『ストレスチェックを実施するなら、「診断書」を読み解く力をつけろ』（社会保険出版社）など多数。

Youtubeチャンネル「精神科医マコマコちゃんねる」で、メンタルヘルスに関する動画などを配信している。https://www.youtube.com/@user-tc3vq5jb2u/videos

35歳からのメンタルヘルス
事例でわかる働く人と家族のストレス対策

2024年3月25日　初版第1刷発行

著　者　夏目　誠
発行者　阿部黄瀬
発行所　株式会社 教育評論社
〒103-0027
東京都中央区日本橋3-9-1　日本橋三丁目スクエア
Tel. 03-3241-3485
Fax. 03-3241-3486
https://www.kyohyo.co.jp
印刷製本　株式会社シナノパブリッシングプレス

定価はカバーに表示してあります。

落丁本・乱丁本はお取り替え致します。

ISBN 978-4-86624-099-2